疫苗学堂

主　编　中国疾病预防控制中心　组织编写

主　编　尹遵栋　郭浩岩

副主编　余文周

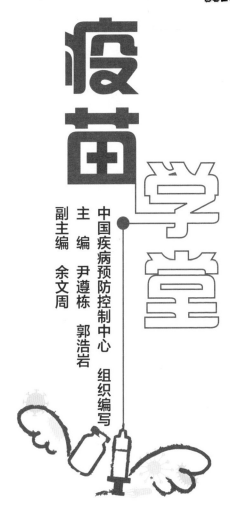

人民卫生出版社

·北京·

图书在版编目（CIP）数据

疫苗学堂 / 中国疾病预防控制中心组织编写 . —北京：人民卫生出版社，2020.8

ISBN 978-7-117-30305-7

I. ①疫… II. ①中… III. ①疫苗 – 普及读物 IV. ①R979.9–49

中国版本图书馆 CIP 数据核字（2020）第 142174 号

| 人卫智网 | www.ipmph.com | 医学教育、学术、考试、健康，购书智慧智能综合服务平台 |
| 人卫官网 | www.pmph.com | 人卫官方资讯发布平台 |

疫苗学堂
Yimiao Xuetang

组织编写：中国疾病预防控制中心
主　　编：尹遵栋　郭浩岩
出版发行：人民卫生出版社（中继线 010-59780011）
地　　址：北京市朝阳区潘家园南里 19 号
邮　　编：100021
E - mail：pmph @ pmph.com
购书热线：010-59787592　010-59787584　010-65264830
印　　刷：北京汇林印务有限公司
经　　销：新华书店
开　　本：889×1194　1/32　印张：7
字　　数：151 千字
版　　次：2020 年 8 月第 1 版
印　　次：2020 年 10 月第 1 次印刷
标准书号：ISBN 978-7-117-30305-7
定　　价：49.00 元

打击盗版举报电话：010-59787491　E-mail：WQ @ pmph.com
质量问题联系电话：010-59787234　E-mail：zhiliang @ pmph.com

主　编　尹遵栋　郭浩岩

副主编　余文周

编　委（按姓氏笔画排序）

马　超	王　淼	王亚敏	王富珍
勾俊杰	叶家楷	史金晶	刘燕敏
闫　肃	安志杰	李　燕	李艺星
李军宏	李克莉	李媛秋	吴　丹
宋祎凡	张　旋	张国民	陈秋兰
罗　萍	周　莹	郑　徽	赵英彤
郝利新	姚抒廷	贺　彬	秦　颖
耿媛媛	高志东	彭质斌	温　宁

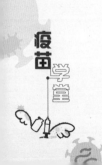

序

孩子的健康成长除了需要家人无微不至的关爱，还要去抵御多种疾病的威胁。刚出生的婴儿可从母亲获得母传抗体抵抗常见细菌和病毒的侵袭，当这些母传抗体逐渐消失后，孩子将面临着细菌和病毒威胁；而给孩子接种疫苗产生自身抵抗疾病的能力，是预防和控制传染病最经济、最有效的方法，也是世界卫生组织等权威专业机构推荐的方式。

2018 年是我国实施免疫规划政策 40 周年，中国疾病预防控制中心联合网易健康推出了《疫苗学堂》系列科普栏目，以"一图读懂"、专家访谈和现场网络互动等多种形式为公众讲解疫苗和疫苗针对疾病相关知识，内容涵盖了几乎所有我国目前正在使用的各种疫苗，全年共出品了 25 期，内容精彩且实用，受到广大网民好评。

2019 年，《中华人民共和国疫苗管理法》颁布实施，规定了居住在中国境内的居民依法享有接种免疫规划疫苗的权利，履行接种免疫规划疫苗的义务。为方便公众了解我国的疫苗接种实施的技术要求和疫苗及其相关可预防疾病常识，特编写此书，将《疫苗学堂》栏目中所有知识和精华内容以通俗文字配图的形式汇总到该书中，方便儿童监护人或一线从事预防接种的医师集中查询疫苗和预防接种最新相关信息。

中国疾病预防控制中心免疫规划中心

尹遵栋

2020 年 4 月

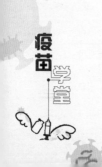

前言

当爸爸妈妈用喜悦的心情迎来期待已久的小生命时，他/她正在接受人生的第一针——卡介苗和乙肝疫苗。目前，我国每一位居民至少要接受15种国家免疫规划疫苗用以预防15种传染性疾病，使其发病率控制在较低水平。可以说，世界上从未有任何一种其他医疗措施能像疫苗一样对人类健康产生如此重要、持久和深远的效果和影响。

我国免疫规划工作实施40年，预防控制疾病的成就非常显著，但近年来与疫苗相关的事件时有发生，一些受种者或监护人对我国免疫规划政策和预防接种工作了解出现偏差，少数公众对预防接种工作的信心发生了动摇。为此，2018年，中国疾病预防控制中心联合网易健康推出了《疫苗学堂》系列科普栏目，以"一图读懂"、专家访谈和直播互动等多种形式为公众讲解疫苗和疫苗针对疾病相关知识。我们将专家访谈的内容编撰成册，使更多的公众进一步了解疫苗和预防接种，以期更好地普及疫苗相关知识。

这本《疫苗学堂》，以公众需求为导向，力图用通俗的语言和生动的插画，为读者系统解读疫苗防病的原理、疫苗的种类、接种疫苗的注意事项等内容。感谢为本书撰写花费大量心血的中国疾病预防控制中心免疫规划中心、传染病预防控制处、政策研究与健康传播中心的资深专家，他们长期工作在脊髓灰质炎、麻疹、乙型肝炎、流感等疫苗疾病防控和健康传播工作一线，为我国免疫规划事业付出了大量的心血；感谢北京市结核病控制研究所的专家参与卡介苗科普知识的编纂。在成书之初，网易健康利用健康大数据技术，将近年来互联网平台上公众关心和讨论的疫苗热门话题进行了整合和梳理，因此本书亦很好地回应了网络上针对疫苗接种的热点话题。

本书共分三个部分。第一部分主要介绍新手爸妈必知的疫苗知识，讲解了接种疫苗的意义、接种单位、预防接种证的管理和接种疫苗后的注意事项。第二部分主要介绍免疫规划疫苗和非免疫规划疫苗针对的疾病，包括对疾病的认识和疫苗的简介，详细讲解每种疫苗的免疫程序、预防效果、接种注意事项以及可能出现的不良反应。第三部分对公众存在的疫苗和预防接种误区进行了解疑释惑，以事实为依据，粉碎疫苗有关谣言，纠正对疫苗和预防接种的错误认识。

本书图文并茂，方便读者集中查询疫苗和预防接种最新相关信息，也便于新手爸妈在疫苗接种时能为孩子做出正确的选择。

中国疾病预防控制中心
慢性非传染性疾病预防控制中心
郭浩岩
2020 年 4 月

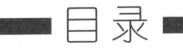

目录

第一部分

第二部分

第三部分

疫苗真相揭秘——粉碎疫苗谣言·········· 185

第一部分

健康成长必修课
——新手爸妈必知的疫苗知识

· 1 ·

宝宝出生后一定要接种疫苗

接种疫苗能够预防疾病！

科学研究已经表明，当一些细菌或病毒（抗原）侵入到我们体内时，我们的身体会产生一种对抗它们的物质（抗体）。

宝宝在出生时会从妈妈那里继承一部分抗体，但随着他们一天天长大，这些抗体也逐渐减弱和消失了。这个时候宝宝就更容易受到抗原的攻击，从而引发疾病，有些疾病甚至会导致终身残疾或死亡。

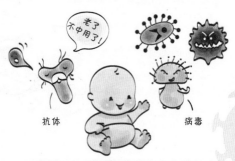

宝宝出生后，抗体会逐渐减弱和消失

而这一切都可以通过给宝宝接种疫苗来避免。

事实证明，接种疫苗能够预防和控制传染病的发生、流行，是对抗传染病最简单、最可靠的方式！

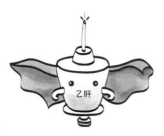

接种疫苗能够预防疾病

·2·

免疫力是可以"锻炼"的

不同抗原侵入我们的身体后，身体会产生不同的特异性抗体。当免疫系统把这些抗原消灭之后，抗体依然会留存在我们体内，如果有相同的抗原再次入侵，这些抗体就能发挥作用，避免身体被再次伤害。这个过程也是疫苗作用的原理。

疫苗是利用细菌、病毒或它们的代谢产物而制成的一种生物制剂，能够模拟一次抗原侵入人体的过程，但程度非常轻微，人在整个过程中不会发病，却能够产生相应的抗体来预防疾病。

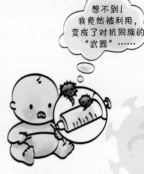

想不到！我竟然被利用，变成了对抗同族的"武器"……

疫苗是利用细菌、病毒等制成的

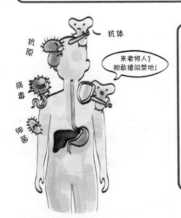

抗体
抗原
病毒
细菌

来者何人？胆敢擅闯禁地！

接种疫苗能使身体产生免疫反应

接种疫苗的过程能够使我们的身体产生免疫反应，就像人越锻炼越强壮一样，接受过疫苗"锻炼"的免疫系统对抗疾病的能力会更强。

· 3 ·

中国疫苗实行分类管理　区别在于谁付费

《疫苗管理法》将所有疫苗分成了两类：免疫规划疫苗和非免疫规划疫苗。免疫规划疫苗是指居民按照政府规定接种的疫苗；非免疫规划疫苗是指由居民自愿接种的其他疫苗，居民通过自费或其他方式支付疫苗费用和接种服务费。它们之间的区别就在于由谁"买单"。

如果是由政府"买单"，就是免疫规划疫苗。

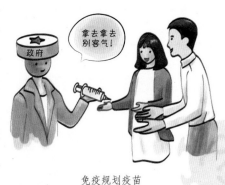

免疫规划疫苗

如果是由我们自己"买单"，就是非免疫规划疫苗。

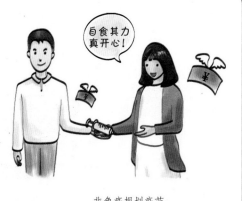

非免疫规划疫苗

表 1-3-1　常见免疫规划疫苗

儿童常规免疫疫苗	重点人群接种的疫苗 & 应急接种的疫苗
乙肝疫苗，卡介苗，脊灰疫苗，无细胞百白破疫苗，白破疫苗，麻疹－风疹联合疫苗，麻疹－腮腺炎－风疹联合疫苗，甲肝疫苗，A群流脑疫苗，A+C群流脑疫苗和乙脑疫苗等	出血热灭活疫苗，炭疽活疫苗和钩端螺旋体疫苗

　　有一些省份或地区的政府会出钱为居民接种一些常见免疫规划疫苗（表1-3-1）以外的疫苗，这也属于免疫规划疫苗。还有一些地区为了控制疫情或预防疾病，会组织应急接种或群体性预防接种。应急接种也叫应急免疫，是在传染病有流行趋势时对易感人群开展的预防接种活动；群体性预防接种是指在特定的范围和时间内，针对可能受某种传染病感染的人群集中开展的预防接种活动。应急接种和群体性预防接种所用的疫苗也属于免疫规划疫苗。

　　而非免疫规划疫苗虽说需要居民自掏腰包，但它们能够预防一些严重疾病，同样是非常有必要接种的。

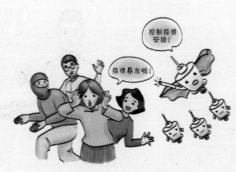

控制疫情安排！

疫情暴发啦！

应急接种或群体性预防接种

·4·

带宝宝接种疫苗要找对地方

宝宝出生后，要选择就近的接种单位来接种疫苗。

家长们可以去当地的疾病预防控制中心，或在宝宝出生时询问产科接种单位，以了解自己居住地的接种单位地址和相关信息。有些省份会公示接种单位，而且会在地图上进行标识，家长们可以登录相关网站查询。

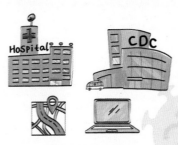

接种疫苗要找对地方

·5·

预防接种证很重要　别忘了给宝宝"领证"

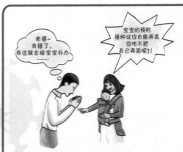

及时补办预防接种证

宝宝出生后，第一次接种疫苗时家长需要领取"预防接种证"，它是除出生证以外的第二个证件。

宝宝出生后的第一个月内，家长要到居住地的接种单位办理预防接种证。有些医院的产科负责为宝宝接种第一针乙肝疫苗和卡介苗，也属于接种单位，可以办理预防接种证。

没有按时办理预防接种证或把证件丢了的糊涂家长们，要及时到接种单位补办证件哟！

预防接种证格式由国家卫生健康委设计，全国通用。户籍在外地的适龄宝宝无预防接种证，如果居住在当地的时间超过3个月，家长也需要到居住地的接种单位建立预防接种证。

预防接种证之所以这么重要，是因为它是宝宝后续接种各类疫苗时必须出示的证明文件，上面记录着宝宝各类疫苗的接种信息，包括接种日期与部位、疫苗批号与有效期、生产企业、接种单位及接种人等。预防接种证是宝宝入托入学、出国留学及旅行时接种疫苗的必要证明。

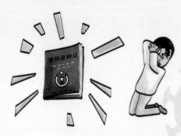

预防接种证很重要

对于家长们来说，预防接种证是了解免疫程序的重要途径，还可以记录宝宝接种疫苗后的不良反应。

· 6 ·

接种疫苗也要按照程序办事

免疫程序就是关于宝宝到了什么时候该接种哪些疫苗、接种多大剂量、在什么部位接种、接种多少剂次的相关规定。不同种类的疫苗有不同的免疫程序。

免疫程序是经过一系列科学论证才确定下来的，家长们一定要严格按照免疫程序为宝宝接种疫苗。

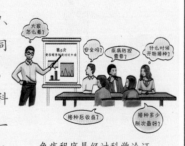

免疫程序是经过科学论证
而确定的

在疫苗的免疫程序中，决定某种疫苗受种者的起始接种年龄首先要考虑该年龄人群段受到疾病威胁的程度，然后要考虑该年龄段的人群体内是否有保护抗体、接种疫苗后是否具有良好的免疫原性①和足够的安全性，还要考虑是否符合成本效益。综合以上的这些因素，才能科学地决定疫苗接种的起始年龄。

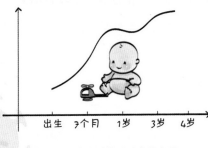

出生 3个月 1岁 3岁 4岁

科学地决定疫苗接种的起始年龄

还有些疫苗，如乙肝疫苗、百白破疫苗和脊灰疫苗等至少需要完成3剂次接种才能使宝宝产生足够的免疫力。随着宝宝长大，体内原有通过接种疫苗获得的免疫力也会逐渐下降，因此有些疫苗还需要进行再次接种。

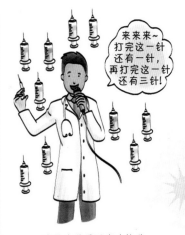

来来来~打完这一针还有一针再打完这一针还有三针！

有些疫苗需要多次接种

① 指抗原能刺激免疫细胞产生抗体的特性。

· 7 ·

一分钟分清疫苗的"联"和"价"

"联"是"联合"，也就是联合疫苗，是由两种或以上独立的抗原以物理方法混合而成的疫苗制剂，可以预防多种疾病。简单来说，"联"的意思就是一针疫苗可以管几种病，比如百白破联合疫苗就可以预防百日咳、白喉和破伤风 3 种疾病。

"价"是"多价"，也就是多价疫苗，是指含有同一种病菌的不同类型的抗原，或者同种类型抗原的不同血清型的疫苗。简单地说，一种疾病的致病菌可以分为很多种类型，针对不同类型的致病菌，疫苗有多种"价"。比如 13 价肺炎球菌疫苗可以预防 13 种血清型肺炎链球菌。

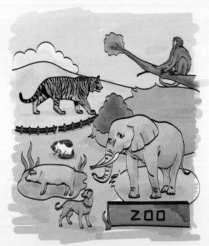

园中有不同种类的动物——联

我们可以把疫苗想象成一座动物园，"联"代表有几种动物，而"价"则代表某一种动物有多少品种。

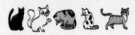

某种动物有不同的品种——价

疫苗"联"和"价"的区别

· 8 ·

一分钟分清减毒疫苗与灭活疫苗

减毒疫苗与灭活疫苗最大的区别在于致病菌的毒性，一个是被减弱，另一个是被灭活。

减毒疫苗中的病原体经过培养繁殖后毒性会大大降低，打进人体内后，立刻会被免疫细胞"制裁"。用大白话来说，减毒疫苗就是使"坏蛋"的毒力下降，然后将其制成疫苗打进人体内，体内的"士兵"看到虚弱的"坏蛋"就会制裁它。

灭活疫苗中的病原体则是直接被剥夺了致病能力，但打进人体后仍然会被免疫细胞识别并"制裁"。也就是说，灭活疫苗就是完全消除"坏蛋"的毒力，然后将其制成疫苗打进人体内，虽然"坏蛋"此时没有力气再干坏事了，但体内的"士兵"看到"坏蛋"还是会制裁它。

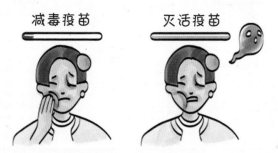

减毒疫苗是使"坏蛋"的毒力下降后制成的，灭活疫苗
是完全消除"坏蛋"的毒力后制成的

· 9 ·

疫苗不是随随便便就能接种的

接种疫苗前，家长要拿好预防接种证，并带宝宝到政府部门认定的接种单位，在接种人员的指导下进行接种。

给宝宝接种疫苗，需要家长配合接种人员做好对宝宝健康状况的问诊和检查，以便接种人员掌握健康状况和疫苗接种的禁忌证①，并决定是否接种疫苗。

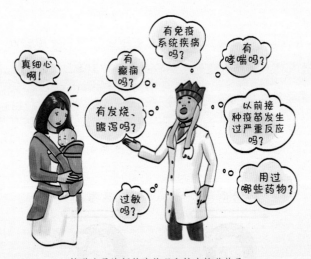

接种人员询问健康状况和核查接种禁忌

---

① 指不适宜于采用某种治疗措施的疾病或情况。

·10·

接种完疫苗　先别急着回家

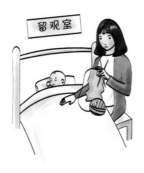

留观室

接种完疫苗应进行留观

给宝宝注射疫苗后，应当用棉签按住针眼几分钟，等到不出血时才能拿开棉签，注意不要揉搓接种部位。

接种结束后不要立即离开，应当在预防接种处留观30分钟，以便及时处置可能出现的不良反应。

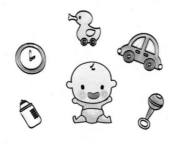

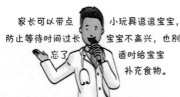

家长可以带点小玩具逗逗宝宝，防止等待时间过长宝宝不高兴，也别忘了适时给宝宝补充食物。

接种疫苗后留观的注意事项

回到家后，家长应该继续保持对宝宝的观察，部分宝宝在接种后会出现低热、局部红肿之类的反应，还有可能伴随倦怠、食欲减退、乏力等症状，但这些症状一般持续一到两天就会消失。

如果宝宝出现了上述反应，家长应该让宝宝适当休息、多喝水、注意保暖，防止触发其他疾病。如果反应强烈且持续时间长，就应该带宝宝去医院就诊。

· 11 ·

每一支疫苗都经受过重重考验才来到你面前

很多家长都十分关心疫苗是否安全、接种人员的专业性是否能保证,那么,有哪些措施能保证疫苗和接种的安全呢?

首先,疫苗注册上市要经过一系列的临床研究,临床试验一般分Ⅰ、Ⅱ、Ⅲ期,疫苗上市后还要在更大的人群里进行广泛性评价研究。上述任何阶段的任何研究结果,若提示疫苗存在不能接受的风险和安全性隐患,都将不能获得批准,或者被撤销已获得的批准文号。

其次,疫苗生产时还有一系列质量管理规范,在上市使用前要执行严格的批签发制度,药品监管部门还要对疾控部门和接种单位的疫苗实行飞行检查①。

再就是疫苗储存和运输有一定的温度要求。在国际组织的帮助和各级政府的财政支持下,我国建立了一整套完善的冷链系统,覆盖到了各个乡村,疫苗的储存和运输均严格按照规范执行,并且实行温度监控。

最后,我国还实施预防接种不良反应报告和监测制度。可以说,每一支疫苗都是经过了重重考验才来到你面前的。

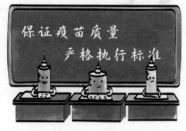

每一支疫苗都经过了重重考验

---

① 指事先不通知被检查部门实施的现场检查。

然而，疫苗质量过关了还不够，接种疫苗的地方和负责接种的人员也要靠谱。接种单位要具有医疗机构执业许可证件；接种人员是经过预防接种专业培训并考核合格的医师、护士或者乡村医生；疫苗的存储也需要具有符合疫苗储存、运输管理规范的冷藏设施设备和冷藏保管制度。

在接种前，接种人员要做到健康状况询问及预检，并要做到充分告知和知情同意；接种时要做到"三查"和"七对"①；接种后要留观接种对象。每一个环节、每一个步骤都是为了保障受种人的健康与安全；除上述措施外，还要请受种人或儿童监护人验证疫苗名称和效期。

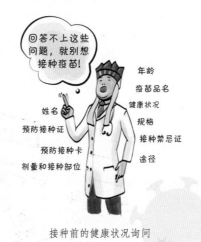

接种前的健康状况询问

① "三查"：一是检查受种者健康状况和核查接种禁忌，需要检查受种者体温、接种部位皮肤等状况，核查受种者或其监护人报告的接种禁忌；二是查对预防接种证，查对预防接种证受种者和接种疫苗等信息，同时与预防接种个案信息系统、预防接种卡核对疫苗和接种相关信息；三是检查疫苗、注射器的包装和外观是否正常，检查疫苗批号，检查疫苗和注射器是否在有效期内。"七对"：核对受种者的姓名、年龄和所接种疫苗的品名、规格、剂量、接种部位及接种途径。

· 12 ·

接种疫苗不等于百分百不得病

　　虽说预防接种是控制传染病最经济、最有效的手段，但成功率并非 100%，大多数疫苗的保护率在 80% 以上。也就是说，疫苗都具有一定的保护作用，但由于受种者个体的差异，也有少数人在接种后没有起到保护作用，仍有可能会发病。有些受种者自身免疫应答①能力低下，可能会导致接种疫苗后免疫失败。但大量研究表明，即使受种者在接种疫苗后发病，他们患病后的症状也比不接种的人轻很多。

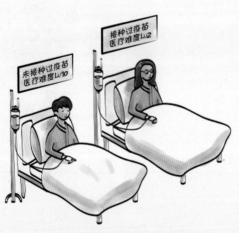

接种疫苗后即使发病其症状也较轻

---

① 指人体免疫系统对抗原刺激所产生的、以排除抗原为目的的生理过程。

· 13 ·

疫苗接种的不良反应和异常反应要分清

不良反应是指受种者产生的局部红肿、疼痛、硬结、发热及乏力等症状，这是由疫苗的特性和人体的个体差异所导致的，不会引起受种者的组织器官和功能损害。

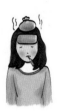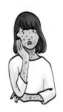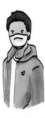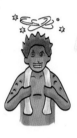

这些人群接种疫苗要留心
（健康状况不佳、过敏性体质、免疫功能不全、精神因素）

异常反应是指合格的疫苗在实施规范接种过程中或接种后造成受种者出现组织器官和功能损害，它的发生率极低，仅在少数人身上出现。

以下情形不属于预防接种异常反应：

因疫苗本身特性引起的接种后一般反应；

因疫苗质量问题给受种者造成的损害；

因接种单位违反预防接种工作规范、免疫程序、疫苗使用指导原则和接种方案而造成的损害；

受种者在接种时正处于某种疾病的潜伏期，接种后巧合发病；

受种者有疫苗说明书规定的接种禁忌，在接种前受种者或者其监护人没有如实提供健康状况和接种禁忌等情况，接种后受种者原有疾病急性复发或者病情加重；

因心理因素发生的个体或者群体的心因性反应①。

·14·

讳疾"忌苗"？得不偿失

宝宝身体娇弱，容易被传染病"袭击"，感染疾病，不仅会给宝宝身体带来伤害，还可能引起严重的并发症，甚至会造成残疾或死亡，带来沉重的家庭负担和社会负担。疫苗针对的传染病基本上都是严重的疾病，接种疫苗就能预防这些疾病的发生，减少对宝宝的伤害，减轻家庭负担、节约社会成本。

接种疫苗确实有可能会引起不良反应，但绝大部分是一般反应，严重反应的发生概率仅为十万分之一或百万分之一。

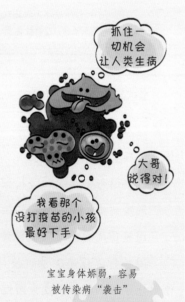

抓住一切机会让人类生病

大哥说得对！

我看那个没打疫苗的小孩最好下手

宝宝身体娇弱，容易被传染病"袭击"

---

① 精神疾病的一种，表现为意识障碍、精神运动性障碍。

　　有些家长因为害怕接种疫苗后会产生不良反应而拒绝给宝宝接种疫苗，这种想法是不对的。家长们应权衡传染病和不良反应的发生率和严重性，疫苗接种控制了很多疾病，保护了我们的身体健康，预防接种很有必要！

　　还有些家长认为，现在传染病很少，根本不需要接种疫苗。事实上，经过40年预防接种工作，我国预防接种工作确实将疫苗针对传染病控制在较低水平，但是这些病原体还没有被消灭，还存在于我们周围，仍然时刻威胁着宝宝的健康。另外，现在是全球化时代，国际交流日益频繁，传染病也存在着输入的可能，出国留学和旅行也会面临当地传染病的威胁，需要靠接种疫苗来保护我们自己。

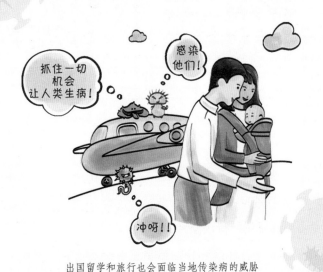

出国留学和旅行也会面临当地传染病的威胁

· 15 ·

没按时接种疫苗？快来 get 补种秘籍

如没能按时接种疫苗，应尽早进行补种。补种时要遵守如下原则：

对未曾接种某种疫苗的宝宝，要根据宝宝的年龄，按照免疫程序和相应疫苗的具体补种原则进行补种；

对未完成规定剂次接种的宝宝，只需补种未完成的剂次，无需重新开始全程接种；

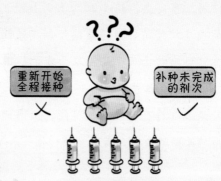

未完成规定剂次接种，只需补种，
无需重新开始

应优先保证宝宝及时完成国家免疫规划疫苗的全程接种；

当无法使用同一厂家疫苗完成全程接种时，可使用不同厂家的同品种疫苗完成后续接种（含补种）。疫苗说明书中有特别说明的情况除外；

每种疫苗的具体补种应根据最新版的国家免疫规划疫苗免疫程序执行。

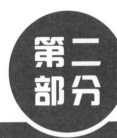

第二部分

认识健康好伙伴
——疫苗分类解读

一、免疫规划疫苗

· 1 ·
肝炎和疫苗

【肝炎】

肝炎病毒"五兄弟"

　　肝炎是肝脏炎症的统称，它不是单一的一种疾病，而是有相同或相似的肝脏损伤症状的一类疾病。在引发肝脏炎症的因素中，我们最熟悉的是嗜肝病毒感染，也就是我们通常所说的病毒性肝炎，主要包括甲、乙、丙、丁、戊五种类型。

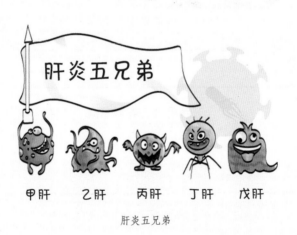

肝炎五兄弟

　　除此以外，还有很多因素也可以引起肝脏炎症，比如药物引发的药物性肝损伤、过量饮酒导致的酒精性肝病、自身免疫因素造成的自身免疫性肝损伤以及肝脏脂肪超标引起的脂肪肝等。

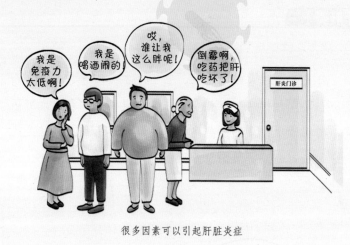

很多因素可以引起肝脏炎症

五种肝炎，各有不同

　　在我国，甲、乙、丙、丁、戊五型病毒性肝炎的流行程度和流行模式是不同的。

·甲肝

目前，我国是甲肝的中等流行地区。自 1990 年以来，随着甲肝疫苗的推广应用和社会经济、卫生条件的改善，我国的甲肝发病率呈现明显的逐年下降趋势。2008 年，甲肝疫苗被纳入扩大国家免疫规划①，我国适龄儿童甲肝疫苗的接种率大幅提高，在人群中建立了稳定的免疫屏障。目前全国甲肝发病率降到历史最低水平，发病少于两万例，数量不多，地点也比较分散。

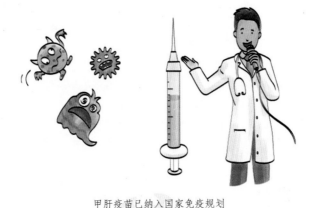

甲肝疫苗已纳入国家免疫规划

---

① 国家免疫规划就是按照国家或者省、自治区、直辖市确定的疫苗品种、免疫程序或者接种方案，在人群中有计划地进行预防接种，以预防和控制特定传染病的发生和流行。将新的疫苗纳入国家免疫规划，或增加国家免疫规划服务人群，就是扩大国家免疫规划。

·乙肝

在乙肝疫苗应用前，我国属于乙肝病毒的高流行地区，人群中 HBsAg[①] 的感染率高达 10%。为了控制乙肝的流行，我国制定了以乙肝疫苗预防接种为主的综合防控策略：1992 年，将乙肝疫苗纳入计划免疫管理；2002 年，将乙肝疫苗纳入儿童免疫规划；2005 年，实现了全部新生儿乙肝疫苗免费接种；2009—2011 年，将为 15 岁以下人群补种乙肝疫苗纳入我国医改重大公共卫生项目等。

随着免疫策略的不断调整和完善，我国新生儿乙肝疫苗接种率逐年升高，防控乙肝的工作取得了举世瞩目的成就：2006 年，我国人群 HBsAg 的携带率为 7.18%，比 1992 年降低了 26%，我国从乙肝高流行区降为中等流行地区；2014 年，我国 1～4 岁儿童的 HBsAg 携带率为 0.32%，比 1992 年降低了 97%。

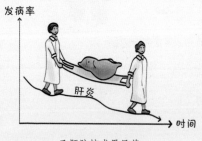

乙肝防控成果显著

尽管我国乙肝防控的成果显著，也有效预防了乙肝病毒的新发感染，乙肝疾病的负担依然很沉重。据估计，我国目前仍有 8 600 万慢性乙肝病毒感染者，其中约 2 800 万是慢性乙肝病人，每年有大约 30 万人死于乙肝病毒感染导致的肝硬化和原发性肝癌。

---

① 乙肝病毒的外壳蛋白，是感染乙肝病毒的标志。

·丙肝

我国医疗保障体系的不断完善使得丙肝病毒"无处藏身"，很多原本隐藏存在的丙肝病人都被检测发现出来。近些年来我国丙肝病例报告数量不断增加，由 2004 年的不足 4 万例增加到每年 20 多万例。

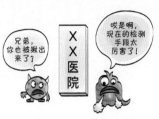

丙肝病毒"无处藏身"

·丁肝

丁肝病毒是一种缺陷病毒，其复制、表达抗原及引起肝损害需要乙肝病毒的辅佐。丁肝的传染源和传播途径与乙肝类似，以与乙肝病毒重叠感染或同时感染形式存在。我国西南地区感染率较高。目前还没有特定疫苗进行预防。

·戊肝

我国是戊肝的流行地区，各省、市、自治区均有戊肝发生，其中吉林、辽宁、河北、山东、内蒙古、新疆和北京都曾发生过疾病的暴发流行，其他地区有散发病例。近年来我国的戊肝散发病例也有上升的趋势，全国每年报告的戊肝病例为 2 万～3 万例，戊肝已超过甲肝成为急性病毒性肝炎的第一大病因。

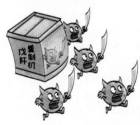

戊肝已成为急性病毒性肝炎的第一大病因

摆脱肝炎阴影，规范治疗是关键

不同的病毒性肝炎有着不一样的预后[1]。

甲肝和戊肝病毒感染多表现为急性发病，一般预后良好，甲肝康复后体内会产生保护性抗体。

而乙肝和丙肝病毒感染后容易发展为慢性疾病。慢性乙肝和丙肝病人的病情复杂，容易拖延反复，如果得不到积极规范的治疗，可能会发展成为肝硬化或肝癌。目前针对乙肝尚无有效药物可以彻底治愈，但通过规范的抗病毒治疗可以抑制体内乙肝病毒的复制、延缓疾病进程、降低肝硬化和肝癌的发生率。近年来针对丙肝的药物发展突飞猛进，口服抗病毒药物已经可以彻底治愈丙肝。

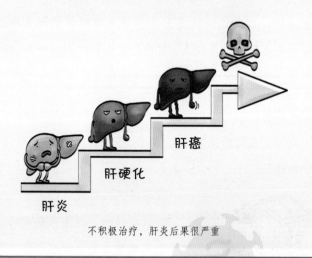

不积极治疗，肝炎后果很严重

---

[1] 指根据经验预测的疾病发展情况。

肝炎病毒并不是"无孔不入"

5 种病毒性肝炎的传播方式是不同的,总体上可分为两类:

第一类是消化道传播,主要是甲肝和戊肝。常见的传播的方式是经水、食物和日常生活接触传播。暴发性的甲肝和戊肝疫情多是由污染的水和食物造成,散发性的甲肝或戊肝病例则多由日常生活的密切接触造成。

受污染的生活饮用水

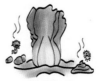

粪便污染

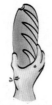

饭前不洗手

肝炎病毒的传播方式

　　第二类是血液、母婴和性接触传播，主要是乙肝和丙肝。输入被病毒污染的血液或血液制品，使用未经严格消毒的注射器、针头、牙科器具或侵入性医疗美容器具（如静脉注射毒品、文身、穿耳孔等），共用剃须刀、牙刷，与感染者进行无保护的性行为等都存在着感染病毒的风险。另外，携带病毒的孕妇和产妇也可能将病毒传染给新生儿。乙肝和丙肝病毒不会通过呼吸道和消化道传播，所以与感染者的日常工作、学习和生活接触，比如同一办公室工作（包括共用计算机等办公用品）、握手、拥抱、同住一宿舍、同一餐厅用餐和共用厕所等无血液暴露的接触，一般是不会传染乙肝和丙肝的。

　　丁肝则只能在乙肝感染的基础上感染。

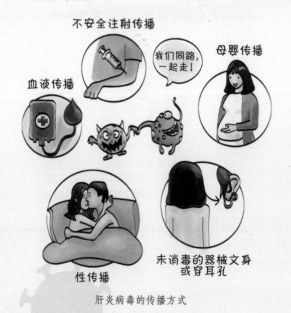

肝炎病毒的传播方式

五种肝炎要分类预防

在常见的 5 种病毒性肝炎中，甲肝、乙肝和戊肝都是有相对应的疫苗可以接种的，但是针对丙肝的疫苗目前还没有研制成功。而丁肝只能在乙肝感染的基础上感染，所以乙肝疫苗也可以预防丁肝。

对于疫苗可以预防的病毒性肝炎来说，按照免疫程序接种疫苗毫无疑问是最经济、有效的预防措施。同时，搞好环境卫生、养成良好的个人卫生习惯、饭前便后洗手、不吃生食、不喝生水也可以有效预防甲肝和戊肝。目前丙肝虽然没有疫苗，但采取有效措施切断传播途径也可以预防，比如：拒绝毒品，不共用针具或其他文身、穿刺等工具；避免不必要的注射、输血和使用血制品；不与别人共用剃须刀、牙刷等可能引起出血的个人用品；倡导安全的性行为，正确使用安全套；感染丙肝病毒的妇女最好在治愈后再怀孕。

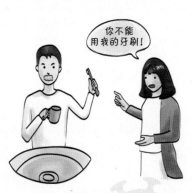

个人用品不与别人共用

【乙肝疫苗】

宝宝出生后必须接种乙肝疫苗

因为人群对乙肝病毒普遍易感，而且从全球来看，围产期①传播和幼儿期传播是乙肝病毒感染的主要途径。如果妈妈的 HBsAg 呈现阳性，宝宝出生后又没有及时接种疫苗的话，有40%～90%的宝宝将会感染乙肝病毒。宝宝感染乙肝病毒后，有90%以上的可能会发展为慢性乙肝病毒携带者，甚至有可能发展成肝硬化或肝癌，所以给宝宝接种乙肝疫苗对乙肝的防控至关重要。

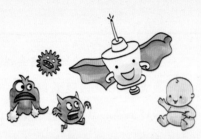

宝宝出生后必须接种乙肝疫苗

不同的类型，一样的功效

目前我国用于儿童常规免疫的乙肝疫苗为重组乙型肝炎疫苗，它有3种不同的成分类型：酿酒酵母（10μg②）、汉逊酵母（10μg）及 CHO 细胞（10μg 用于常规免疫，20μg 用于母婴阻断）。这3种疫苗的抗原成分基本相同，都能刺激人体产生免疫反应，在常规免疫中可以互相替代使用，更换疫苗不会对儿童健康带来影响。

---

① 指怀孕28周到产后1周的时期。
② 微克，质量单位，一微克等于一百万分之一克。

不是所有人在注射疫苗后都会产生抗体

受疫苗的剂量、规格和受种者的免疫状态、性别、年龄、种族及营养状况等因素影响，少数人在接种乙肝疫苗后检测结果为阴性，也就是没有产生相应的保护性抗体或抗体的水平较低。对于这样的人群，建议尝试更换乙肝疫苗的品种或增加乙肝疫苗剂量后再次进行接种，接种后一部分人可以产生保护性抗体。如果经两次全程接种（6剂次）乙肝疫苗后检测抗体仍为阴性，也不再建议继续接种疫苗了。

给宝宝打乙肝疫苗，不用你买单

目前，新生儿的乙肝疫苗接种已经纳入了扩大国家免疫规划，实行免费接种。但对于新生儿以外的人群（如成人）来说，乙肝疫苗属于非免疫规划疫苗，按照自费自愿的原则接种。

乙肝疫苗全程需要接种3针。宝宝要在出生后24小时内尽早接种第一针疫苗，第二和第三针疫苗分别要在1个月和6个月时接种，即"0、1、6月"免疫程序。接种的部位为上臂的三角肌内或臀部前面的外侧肌肉内。

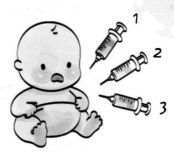

乙肝疫苗全程需要接种3针

成年人也应该接种乙肝疫苗

虽然成年人感染乙肝病毒后发展成为乙肝病毒携带者的风险较小，但仍有约 5% 的成年人会"中招"。因此，对于成年人中存在乙肝病毒暴露的高风险人群（包括直接接触病人血液、分泌物的人员，乙肝病人和乙肝病毒携带者的配偶、家庭成员或密切接触者，器官移植者，经常接受输血或血制品者，免疫功能低下者，易发生外伤者，多性伴者和经脉内注射毒品者等），如果检测五项血清学指标全部为阴性，建议接种乙肝疫苗，接种剂量为 10μg/ 剂次或 20μg/ 剂次，按照"0、1、6 月"免疫程序，接种 3 剂次。

而明确的乙肝病毒感染者接种乙肝疫苗是无效的，所以不需要接种。

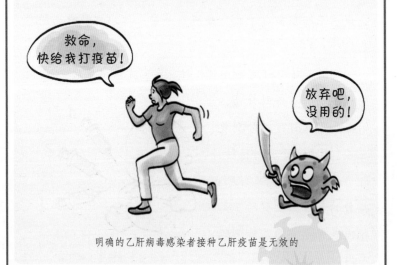

明确的乙肝病毒感染者接种乙肝疫苗是无效的

打疫苗前，可以先做身体检查

目前从全球策略上看，常规开展疫苗接种前，不建议进行血清学检测。但是对个人来讲，如果有条件，可以在疫苗接种前进行血清学检测，以避免不必要的接种。疫苗接种前的血清学检测，可以检测抗–HBc[①]单项指标，也可以检测 HBsAg 和抗–HBs[②]双项指标。

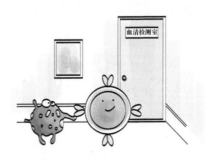

可以在疫苗接种前进行血清学检测

乙肝疫苗的免疫效果有保证

我国现在使用的乙肝疫苗免疫原性[③]是比较好的，在第 3 剂次乙肝疫苗接种后 1~3 个月，如果测得抗体的浓度大于等于 10mIU/ml[④]，就可视为身体对乙肝病毒感染具有了抵抗能力。完成 3 剂次乙肝疫苗的接种后，95% 的婴儿、儿童和青年可以产生具有保护性的抗体，40 岁以上的成年人抗体产生率随年龄增加而逐渐下降，到 60 岁时接种疫苗后仅有 75% 的人可产生抗体。

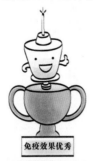

免疫效果优秀

乙肝疫苗的免疫效果
有保证

① 检测核心抗体是否感染过乙肝病毒。
② 检测表面抗体是否有保护性。
③ 刺激免疫细胞产生抗体的性能。
④ 国际数量单位。

及时接种疫苗，防止母婴传播

对乙肝病毒已经获得免疫的妈妈们也要及时带宝宝接种疫苗（宝宝出生后24小时内），以防止乙肝病毒感染宝宝，而且越早接种效果越好。如果宝宝不能在出生后24小时内接种疫苗，感染乙肝病毒的风险将提高3.5倍。

为宝宝接种第1针乙肝疫苗的同时，也可以在不同部位注射乙肝免疫球蛋白①（剂量不低于100国际单位），这样能更有效地帮助阻断母婴传播。注射完第1针乙肝疫苗后，在间隔1个月和6个月时应分别为宝宝注射第2针和第3针。有些孕妇体内的乙肝病毒量比较多，可以在专业医生的指导下进行规范的抗病毒治疗，防止将病毒传染给宝宝。

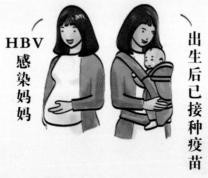

及时接种疫苗，防止母婴传播

---

① 一种预防乙肝病毒入侵的浓缩制剂，可使人体迅速获得免疫力。

抗体浓度降低，再次接种要看情况

有些人在接种乙肝疫苗后，抗体检测依然是阴性（没有产生抗体或抗体水平低），这样的结果一般分为两种情况：

第一，受疫苗剂量、规格以及受种者的免疫状态、性别、年龄、种族及营养状况等因素的影响，有一部分人接种乙肝疫苗后不产生保护性抗体或抗体水平较低，此时抗体检测为阴性。这类人群可以尝试更换乙肝疫苗的品种或增加乙肝疫苗的剂量进行再次接种，接种后一部分人可产生保护性抗体。如果经过两次全程接种乙肝疫苗后抗体检测仍然是阴性，就不建议继续接种疫苗了。

第二，在接种乙肝疫苗后，我们身体里的抗体浓度会随着时间的延长而下降。但是要说明的是，由于接种乙肝疫苗除了会产

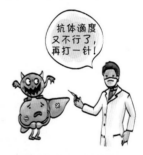

抗体浓度降低，可以选择
再次接种

生抗体外，还能刺激人体产生细胞免疫①，当我们再次受到乙肝病毒侵袭的时候，身体就会启动细胞免疫以阻止感染，所以对于一般人群来说，接种乙肝疫苗后如果能够明确产生过乙肝抗体，那么即使抗体衰减为阴性，也不需要再次接种来加强免疫了。但是对乙肝病毒感染高风险人群来说，如果抗体的浓度降低为阴性，从个体保护的角度出发，可以选择再次接种乙肝疫苗，提高自身的抗体水平。

---

① 身体清除异物的防御反应。

治疗路漫漫，坚持是关键

虽然说目前还没有能够彻底治愈乙肝的药物，但规范的抗病毒治疗可以有效地抑制乙肝病毒的复制，减轻肝细胞的坏死和肝纤维化，延缓并减少肝功能衰竭等并发症的发生，从而改善病人的生活质量、延长病人的生存时间。

因此，乙肝病毒感染者要树立信心，到正规的医疗机构就诊，遵从医嘱、积极配合治疗，并坚持定期检查以确保治疗效果。任意选药、随意换药、自行停药以及不按时复查等行为，都可能会引起病毒的耐药性升高或病情的复发。另外，感染者在诊疗的过程中切记不要轻信虚假广告，以免造成病情延误和经济损失。

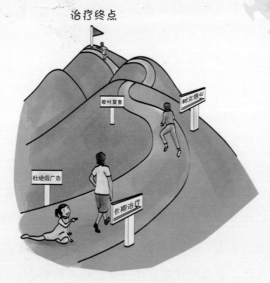

治疗路漫漫，坚持是关键

【甲肝疫苗】

甲肝疫苗免费打

2008 年，甲肝疫苗被纳入我国扩大国家免疫规划当中，所以现在针对适龄儿童的甲肝疫苗都是免费的。目前我国应用的甲肝疫苗有减毒活疫苗和灭活疫苗两类，它们的接种对象都是 18 个月大的儿童。其中甲肝减毒活疫苗需接种 1 剂次；甲肝灭活疫苗需接种 2 剂次，两针之间的间隔至少在 6 个月以上。甲肝减毒活疫苗和灭活疫苗都具有良好的免疫原性，可以在儿童及成人身上产生持久的保护作用。

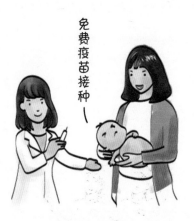

针对适龄儿童的甲肝疫苗都是免费的

甲肝疫苗"姐妹花"

我国目前使用的甲肝疫苗主要有减毒活疫苗和灭活疫苗，它们两者的主要差别在于疫苗研制技术不同。

减毒活疫苗来源于经实验室减毒处理的甲肝病毒，它保留了甲肝病毒复制和引起免疫反应的能力，但不会致病。而灭活疫苗是先对甲肝病毒进行培养，然后加热或用化学制剂将其灭活制成的，被灭活的病原体不能在受种者体内复制，所以也不会致病。两种疫苗都有很好的免疫保护效果，接种后的不良反应也很小。

甲肝减毒活疫苗的接种对象是年龄大于18个月的人群，共需要接种1针，剂量是1.0ml。接种该疫苗4周后，人体产生抗体的比率可以达到95%，3年后这个数字仍保持在80%左右。

甲肝灭活疫苗的接种对象是年龄大于1岁的人群，共需要接种两剂次，剂量是0.5ml，两剂次之间的间隔要在6个月以上。接种该疫苗后，对人体的保护效果可以持续10年以上。

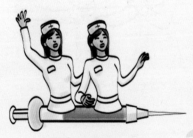

减毒灭活姐妹花

甲肝疫苗主要有减毒活疫苗和灭活疫苗

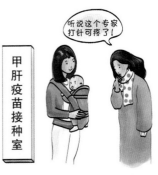

成年人也能接种甲肝疫苗

成年人也能接种甲肝疫苗

目前在我国上市应用的甲肝疫苗有儿童和成人两种剂型，因此成年人可以接种甲肝疫苗。

【戊肝疫苗】

我国是戊肝疫苗的"全球第一名"

2012 年 10 月，我国在全球率先批准上市戊肝疫苗，这是全球首剂戊肝疫苗。

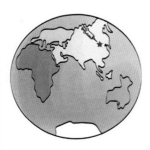

全球首剂戊肝疫苗

中国是戊肝疫苗的
"全球第一名"

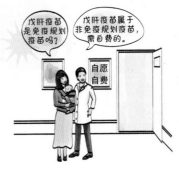

戊肝疫苗属于非免疫规划疫苗，
可自费接种

接不接种戊肝疫苗，你自愿

戊肝疫苗目前尚未被纳入国家免疫规划，属于非免疫规划疫苗，按照自费自愿的原则进行接种。

接种戊肝疫苗要按程序

戊肝疫苗适用于 16 岁及以上的易感人群，推荐用于戊肝病毒感染的重点高风险人群，比如畜牧养殖者、餐饮业人员、学生或部队官兵、育龄期妇女和疫区旅行者等。戊肝疫苗一共需接种 3 剂次，程序为 0、1、6 月（开始接种时为 0，间隔 1 个月接种第 2 剂，第 3 剂在 6 个月后接种），接种部位为上臂三角肌。

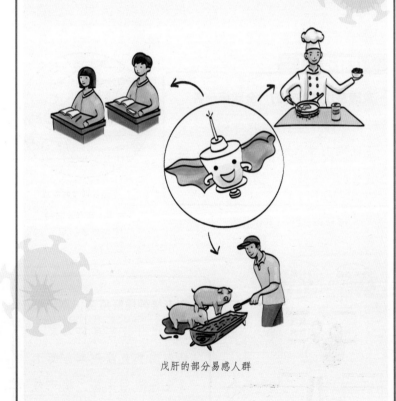

戊肝的部分易感人群

·2·

结核病和卡介苗

【结核病】

肺结核的症状在全身

结核病是一种慢性传染病，是由结核分枝杆菌感染引起的，主要通过呼吸道传播。最常见的结核病是肺结核，其次是淋巴结核、骨结核和结核性脑膜炎等。

如果咳嗽、咳痰的时间大于等于两周、出现咯血或血痰的症状，就有可能是患上了肺结核；另外还有一些全身性的症状也是肺结核的表现，比如盗汗、疲乏、间断或持续午后低热、食欲减退和体重减轻等。如果女性患上肺结核，还有可能会引起月经失调或闭经。如果儿童患上肺结核，会伴有发育迟缓的表现。

肺结核的病变发生在胸膜时，病人会有刺激性咳嗽、胸痛和呼吸困难等症状；病变发生在气管、支气管时，病人多有刺激性咳嗽等症状。

飞沫是结核病菌的"出租车"

上文提到，结核病主要通过呼吸道传播。肺结核病人在咳嗽、打喷嚏、大声讲话时，他们带有结核病菌的飞沫会散播到空气中，经过蒸发变成飞沫核，这时候在他们周围的人吸入这种飞沫核后，就可能感染结核病菌。

也有研究证明，结核病还可以通过尘埃传播。结核病人的痰液中含有结核病菌，它们能够随着尘埃飞扬在空中，人们吸入后就可能被感染。

另外结核病也可以通过消化道传播。消化道传播大多来源于饮用未经消毒的患结核病牛的牛奶，随着奶制品消毒技术的发展，这类传播方式已经非常少见。

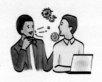 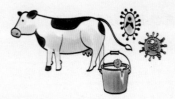

结核病的传播方式

人群对结核病菌普遍易感。人在吸入结核病菌后是否感染和发病，除了与吸入的结核病菌的数量、毒力有关外，主要与自身的免疫力有关。幼儿、青少年、老年人、营养不良的人、尘肺病人、糖尿病人、艾滋病病毒感染者以及长期使用免疫抑制剂的人感染和发病的风险比较高。此外，由于长期精神紧张，工作、学习劳累，生活不规律等因素造成自身免疫力降低时，结核病菌感染者也容易患上结核病。

结核病的流行不分季节

结核病的流行没有明显的季节性，一年四季均可发病。

年龄越大，发病风险越高

任何年龄的结核病菌感染者在自身免疫力降低到不能抑制体内的结核病菌增殖时，都可能会患上结核病。特别是 35 岁以上的人群，随着年龄的增加，结核病的发病风险也会增加。

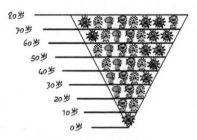

年龄越大，结核病发病风险越高

治疗及时，结核病即可痊愈

只要治疗及时、方案合理、药物剂量合适并坚持规律地完成全程治疗，大多数肺结核病人是可以治愈的，而且不会留下后遗症。

而如果不治疗或治疗不及时，结核病人会受到极大损伤甚至导致死亡。另外，结核病人的治疗方案不合理或服药不规律容易导致治疗失败或发展为耐药肺结核。耐药肺结核诊断起来更加复杂，治疗也更加困难，而且治愈率也相对较低。比如，耐多药肺结核的治疗费用是普通肺结核的 100 倍，治疗期至少 24 个月，但治愈率不足 60%。

【卡介苗】

宝宝出生后要立刻接种卡介苗

接种卡介苗能有效预防和减少儿童结核病，特别是血行播散性结核病①，比如结核性脑膜炎、粟粒型肺结核等。

卡介苗是通过人工培育的减毒牛型结核杆菌的悬浮液所制成的活菌苗②。卡介苗接种是用人工方法给没有被结核病菌感染过的人一次比较轻微的、没有发病危险的感染，从而让他们对细菌产生一定的免疫力。

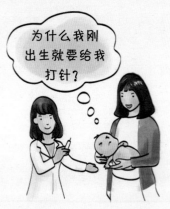

为什么我刚出生就要给我打针？

宝宝出生后要立刻接种卡介苗

人一生只接种一次卡介苗

每个人一生只需要接种一次卡介苗。根据《国家免疫规划疫苗儿童免疫程序及说明》的规定，没有接种禁忌的宝宝应该在出生24小时内由产院接种卡介苗，已接种卡介苗的儿童或4岁以上（含4岁）的儿童不予补种卡介苗。

---

① 病菌从发病部位经由血液传播而向全身扩散。
② 接种后在人体内有一定的繁殖能力。

不是所有的宝宝都能接种卡介苗

存在以下情况的宝宝是不能接种卡介苗的：

（1）对该疫苗所包含的任何成分过敏。

（2）免疫缺陷、免疫功能低下或正在接受免疫抑制治。

（3）急性传染病痊愈一个月内、慢性疾病和发热痊愈半个月内。

（4）患有脑病、未控制的癫痫和其他进行性神经系统疾病。

（5）患有严重湿疹或其他皮肤病。

需要注意的是，前两类情况属于绝对禁忌证，宝宝终身都不能接种卡介苗；其他情况则属于相对禁忌证，宝宝暂时不能接种卡介苗，等到禁忌证消除后再进行补种。

早产的宝宝可以接种卡介苗

早产不属于卡介苗接种的禁忌证，所以早产儿是可以接种卡介苗的。但早产儿的体重往往在 2 500g 以下，他们的各个器官还没有发育成熟，常有生活能力不足的表现，比如抵抗力低下、吃奶费劲、对外界适应能力弱等，建议等他们的体重达到 2 500g 后再进行卡介苗接种。

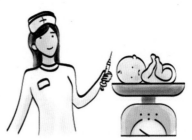

早产宝宝体重达到 2 500g 后再进行
卡介苗接种

补种卡介苗有年龄限制

出生时因健康等原因没有接种卡介苗的宝宝，年龄在3个月以下的可以直接补种；3个月以上（含3月）—4岁（不含4岁）的儿童，要先进行结核菌素纯蛋白衍生物（TB-PPD）或卡介菌蛋白衍生物（BCG-PPD）[①]试验，如果结果是阴性，就要进行补种；4岁以上（含4岁）的儿童不予补种。

那些不清楚有没有接种过卡介苗的宝宝，也要先进行TB-PPD 或 BCG-PPD 试验，试验结果为阴性的需要补种。

从原则上来说，出生时没有接种卡介苗的宝宝应该争取在12个月龄之前完成接种。如果需要补种，医生要详细了解宝宝是否已接种过卡介苗、有无禁忌证；确定未接种和无禁忌证的，才能进行补种。

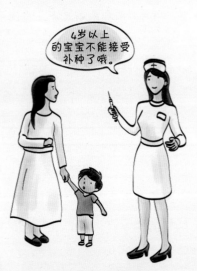

补种卡介苗有年龄限制

---

① 用于结核病的临床诊断、卡介苗接种对象的选择及卡介苗接种后机体免疫反应监测的两种生物制剂。

出现红肿是接种卡介苗的正常表现

卡介苗是减毒活菌疫苗，接种后受种者可能会出现由细菌生物活性引起的相应反应。

绝大部分受种者于2周左右身体出现红肿、丘疹样浸润硬块①，之后逐渐软化成白色脓疱，并可以自行破损形成溃疡，8～12周后愈合结痂，痂脱落后会形成凹陷性瘢痕（卡痕/卡疤）。

不同的人"卡疤"形状不同

卡疤的形状取决于卡介苗的接种方式，主要有以下3种：

第一种是皮内注射。这是最常见的接种方法，也是目前我国正在使用的卡介苗接种方式。这种方式是在左胳膊上部注射0.1ml卡介苗，疫苗中的减毒细菌会引起局部化脓，等脓疱褪去，皮肤上就会留下一个圆形瘢痕。

第二种是皮上划痕。这种方式首先要对左胳膊上部的皮肤进行酒精消毒，等皮肤干后滴2～3滴菌苗液，再用消毒过的针划一个"井"字（各长1～1.5cm，间隙0.5cm），等皮肤出现红痕后把菌苗液涂匀，让它渗入皮肤内；等到伤口破溃结痂后，皮肤上会形成"井"字瘢痕。这种方式在我国六七十年代较为流行，所以现在带有"井"字瘢痕的人基本都比较年长了。

---

① 浸润性硬块能够影响患处周围的组织。

第三种是口服。这种方式仅限出生2个月以内的宝宝使用，所以并不多见。

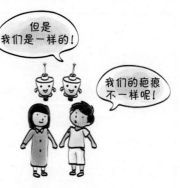

不同人的"卡疤"形状不同

"卡疤"不是卡介苗接种成功的标志

有研究表明，大约10%的卡介苗接种成功的儿童胳膊上都没有卡疤，卡疤的大小也不能作为免疫反应强弱的标志。

受种者在接种卡介苗12周后，需要进行BCG-PPD试验，结果在48~72小时内判定，如果皮肤局部硬结反应的直径在5mm以上（包括5mm），试验结果即为阳性。

不必担心"卡疤"太明显

因个人体质原因，有些宝宝在接种卡介苗后接种部位的结缔组织会出现增生，纤维过度增长，使病变处高出皮肤，多表现为蘑菇状，表面光滑、有弹性。这种情况一般发生于接种卡介苗后1~15年或更长的时间内，卡疤生长比较缓慢，青春期时可增快，宝宝无明显不适感，所以不需要担心。

不要在溃烂的皮肤上涂药

卡介苗接种后，接种部位会出现红肿、形成脓疱，此时应保持皮肤的清洁，不必包扎，也不要随意涂药。2～3个月后溃烂处会结痂，让痂自然脱落即可，不要提前抠掉。

宝宝反应强烈要立即就医

宝宝在接种卡介苗后出现局部强反应、淋巴结炎、骨髓炎、全身播散性卡介苗感染、瘢痕疙瘩和寻常狼疮等并发症，或者银屑病和过敏性紫癜等诱发疾病时请及时就医。

接种卡介苗后，洗澡要注意

宝宝接种卡介苗后可以洗澡，但不要对接种部位进行揉搓，同时避免感染。

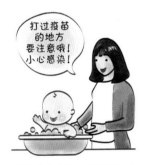

接种卡介苗后，洗澡要注意

四岁以后不需要接种卡介苗

4岁以上（包括4岁）的人群不需要再进行卡介苗接种。

卡介苗和其他疫苗同时接种，要注意间隔时间

如果需要同时接种卡介苗和其他疫苗，可以接种多种注射疫苗（包括卡介苗）和1种口服疫苗，注射疫苗还应在不同部位接种。卡介苗与另一种减毒活疫苗可同时接种，如没有同时接种，应间隔28天以上（包括28天）。

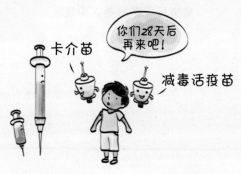

卡介苗和其他疫苗同时接种，要注意间隔时间

"卡介苗不能预防结核病"是谣言

卡介苗接种是用人工方法使未受结核病菌感染的人产生一次较轻微的、没有发病危险的感染，从而使他们产生一定的免疫力。卡介苗接种能有效预防和减少儿童结核病，特别是血行播散性结核病（如结核性脑膜炎、粟粒型肺结核）的发生。

卡介苗是用人的名字命名的

1882 年 3 月 24 日，德国科学家科赫在柏林宣布发现结核病菌。

法国医生卡默特（A.Calmette）和兽医介兰（C.Guerin）在前人不断实践的基础上，认识到有效的抗结核免疫需活菌感染，于是在 1907—1920 年付出了不懈努力，将分离出的强毒性牛结核杆菌进行了共 231 次传代减毒，成功培育出既无害又保留抗原性、并且在接种者体内可以诱发特定免疫力的菌株。为了纪念两位医生，1920 年该菌株被命名为卡介菌，用它制造的疫苗称为卡介苗。

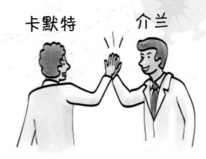

卡介苗是用人的名字命名的

1921 年卡介苗首次应用于人类，经几年实践观察证明卡介苗预防结核病安全有效，于 1924 年在全世界推广应用。

中国的宝宝格外需要卡介苗接种

据世界卫生组织发布的《2018 年全球结核病报告》，2017 年全球有 158 个国家为儿童提供了卡介苗接种，其中有 120 个国家接种的覆盖率已超过 90%。

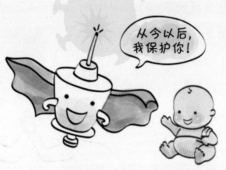

中国的宝宝格外需要卡介苗接种

中国是结核病高负担国家之一，结核病发病人数居世界第二。为有效预防和减少儿童结核病，尤其是血行播散性结核病（如结核性脑膜炎、粟粒型肺结核）的发生，我国将卡介苗纳入了国家免疫规划。

· 3 ·

脊髓灰质炎和脊灰疫苗

【脊髓灰质炎】

脊髓灰质炎就是"小儿麻痹"

脊髓灰质炎（简称脊灰，俗称为小儿麻痹）是由脊灰病毒引起的急性传染病，主要影响 5 岁以下的儿童，但如果人群的抗体水平低，也可引起大年龄组儿童以及成人发病。

脊灰病毒可以通过受污染的食物和水进行传播，经口腔进入人体内并在肠道中繁殖，另外还可以通过病毒携带者的粪便等排泄物传播。被脊灰病毒感染的人有 90% 以上是没有症状的，有少数感染者会出现发热、疲乏、头痛、呕吐、颈部僵硬以及四肢疼痛等症状，仅有极少数感染者（约 1‰ ~ 1%）由于病毒侵袭神经系统引发了不可逆转的瘫痪，而在瘫痪病例中，有 5% ~ 10% 的病人因呼吸肌麻痹而死亡。

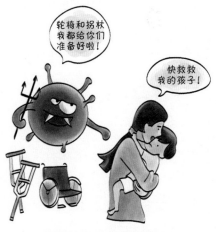

感染脊灰病毒可能导致瘫痪

上厕所不洗手，可能会感染脊灰病毒

脊灰病毒以粪口传播为主要传播方式，其潜伏期一般为 7～14 天。

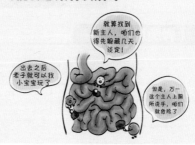

脊灰病毒以粪口传播为主要传播方式

感染脊灰病毒后有下列几种表现：

（1）无症状型，表现为轻度疲倦或无任何症状，占脊灰病毒感染表现的大多数。

（2）顿挫型，病人只有轻度发热、疲倦、嗜睡或伴以头痛、恶心、呕吐、便秘以及咽痛等一般症状。

（3）无菌性脑膜炎（非瘫痪型），开始的症状与顿挫型相似，之后可能会在数日后痊愈，也可能在好转后出现背痛、颈部强直等脑膜刺激症状。

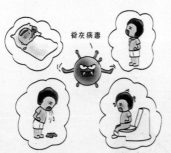

感染脊灰病毒后的表现

（4）瘫痪型脊灰，仅在 1% 或更少的感染者身上出现，主要是由于下运动神经元受到损害而出现肌肉松弛性瘫痪。瘫痪的表现可以是单侧或双侧的，具体为下肢或上肢肌肉无力、肢体温度低于正常。肌肉瘫痪在开始的几天内发展很快，之后会停留在某一水平，恢复比较慢，需要 6 个月或更长时间，相当多数病人会留下跛行的后遗症。

脊灰病毒的传播途径

脊灰病毒主要通过受污染的食物和水传播，经口腔进入人体内并在肠道中繁殖。易感人群与脊灰病人或脊灰病毒隐性感染者进行密切生活接触（如粪便、污染的水、食物、手和用具等）也容易感染脊灰病毒。另外，在脊灰发病早期，病人的飞沫也会传播脊灰病毒。

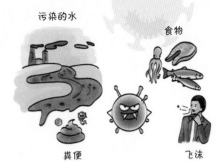

脊灰病毒的传播途径

脊灰病毒在生活环境中能够残存的时间是有限的，一般几天后传染力就会消失，在干热条件下可以存活几周，在阴凉、潮湿条件下可以存活几个月。

宠物一般不会携带脊灰病毒

一般家养的动物、宠物等不会携带脊灰病毒，脊灰病毒只感染人和灵长类动物。

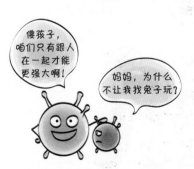

傻孩子，咱们只有跟人在一起才能更强大啊！

妈妈，为什么不让我找兔子玩？

脊灰病毒只感染人和灵长类动物

仅次于"天花"的"脊髓灰质炎"

脊髓灰质炎有可能成为继天花后第二个被人类消灭的传染病。

1988年，有166个会员国代表出席的第41届世界卫生大会通过了全世界消灭脊灰决议，标志着由世界卫生组织、联合国儿童基金会等发起的全球消灭脊灰行动正式启动。自全球消灭脊灰行动启动以来，脊灰病例数量减少了99%以上，从35万多例的估计数减少到2018年的19例，至少避免了500万人因患脊灰而导致瘫痪。

但是，只要有一个国家有脊灰病毒的传播，所有国家的儿童就都有感染该病的危险。受感染的人口流动可造成脊灰病毒跨地区或跨境传播，并可在未接受疫苗接种的人群中迅速传播蔓延。

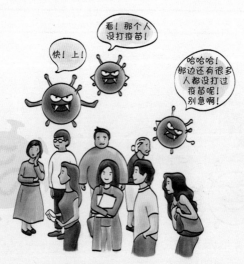

脊灰病毒可在未接受疫苗接种的人群中迅速传播

我们与脊灰病毒的"战斗"

1960年，中国成功自行研制出脊灰减毒活疫苗，1965年开始在全国逐步推广使用，脊灰的发病率和死亡率急剧下降，到70年代脊灰发病数已经比60年代下降了37%。

1978年后，全国实施计划免疫，加强冷链建设和常规免疫活动，脊灰疫苗接种率进一步提高，脊灰报告发病数进一步下降。1988年，第41届世界卫生大会提出2000年全球消灭脊灰的目标，我国所属的世界卫生组织西太平洋区确定了1995年消灭脊灰的目标。

1991年，我国政府对世界做出实现无脊灰目标的承诺，并将消灭脊灰作为我国政府的工作目标之一。通过实施疾病监测、免疫接种等策略，尤其是在加强常规免疫的基础上，开展了多轮强化免疫①活动，我国人群免疫水平迅速提高，1991年起脊灰野病毒传播范围逐年缩小，发病数逐年下降。监测结果表明，1994年10月以来，我国再未发现本土脊灰野病毒病例。经过严格的认证，2000年世界卫生组织证实我国实现了无脊灰目标。

---

① 指国家或地区针对某种传染病的发病和流行情况，以及人群对该传染病的免疫状况进行分析后，决定在短时间内对某年龄段的人群进行的普遍免疫，它是对常规免疫的加强。

通过脊灰疫苗的常规接种、强化免疫活动，维持高疫苗接种率以及建立免疫屏障，我国分别于 1990 年和 1995 年实现了以县、乡为单位儿童免疫接种率达到 85% 的目标，这使我国儿童普遍保持高水平的疫苗接种率，阻断了脊灰野病毒的传播并实现了无脊灰目标。2001 年以来，我国儿童常规免疫的脊灰疫苗报告接种率均在 98% 以上。

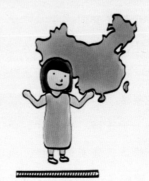

98% 儿童接种率

中国儿童常规免疫的脊灰疫苗报告
接种率均在 98% 以上

消灭脊灰的多重策略

在地方，我国从 1990 年开始在部分省开展了局部地区强化免疫活动。1990—1991 年有 6 个省至少开展了一轮强化免疫；1991—1992 年开展强化免疫活动的省增加到 18 个；1992—1993 年则增加到 29 个。自 1993 起，每年的 12 月 5 日和 1 月 5 日开展全国消灭脊髓灰质炎的强化免疫日活动，个别地区可根据当地气候条件等实际情况进行适当调整。

在全国，强化免疫活动从 1993 年持续到 1996 年，从 1996 年 12 月 5 日起，每年开展大部分地区的强化免疫日活动，一直持续到 2000 年 1 月 5 日。1993—2000 年，我国对 4 岁以下儿童开展了 7 次 14 轮脊灰疫苗强化免疫，累计免疫儿童约 8 亿人次。根据我国《2003—2010 年维持无脊灰行动计划》要求，各省决定强化免疫活动开展地区，每年开展三分之一地区，原则上保证适龄儿童每 3 年接受一轮脊灰疫苗强化免疫。2000 年 10 月至 2010 年，累计接种 6.1 亿剂次脊灰疫苗。

另外，加强急性弛缓性麻痹（AFP）病例监测。我国于 1991 年开始建立 AFP 病例监测系统，对具有急性弛缓性麻痹症状的 14 种（类）疾病进行监测，对发现的病例采集粪便标本进行检测，以明确是否为脊灰病毒感染所致。1993 年监测系统日趋完善，监测水平、监测质量逐步提高。我国近年 AFP 病例监测系统一直保持较高质量，AFP 病例监测系统敏感性和及时性指标均达到国家卫生健康委和世界卫生组织的要求，具备及时发现脊灰野病毒病例的能力，为维持无脊灰提供了保障。

【脊灰疫苗】

没有脊灰病例，也要接种脊灰疫苗

在全球最终实现消灭脊灰目标之前，只要有国家和地区存在脊灰病毒，那些已经实现无脊灰目标的国家和地区就始终面临病毒输入的风险。如果输入地区的儿童预防接种服务和管理薄弱，存在免疫空白人群，病毒就会在免疫空白人群中传播引起疾病暴发。

事实上，这类事件曾在许多已实现无脊灰目标的国家发生过。据世界卫生组织统计，2003—2009 年，全球有 29 个已实现无脊灰的国家发生过 133 起脊灰病毒输入事件，并在 25 个国家引起 60 起暴发疫情。如塔吉克斯坦、俄罗斯、印度尼西亚等国都发生过输入病毒引起的脊灰暴发疫情，我国也发生过。

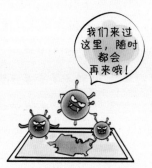

脊灰病毒随时可能"卷土重来"

脊灰疫苗"两兄弟"

（1）口服脊灰减毒活疫苗（OPV）

脊灰减毒活疫苗有两种类型，三价脊灰疫苗（tOPV）和二价脊灰活疫苗（bOPV）。在 2016 年 5 月 1 日以前使用前者，而目前我国儿童常规免疫中使用的是后者。二价脊灰疫苗的使用时间较短，从应用三价脊灰疫苗的经验来看，接种 3 剂二价疫苗后，有 95% 以上的受种者能产生免疫力。

但口服脊灰减毒活疫苗在罕见情况下会发生不良事件。第一种是疫苗相关麻痹型脊灰（VAPP）病例，据世界卫生组织估计，在使用脊灰减毒活疫苗的国家，每百万新生儿里就有2~4例麻痹型脊灰病例；第二种是疫苗衍生脊灰病毒（VDPV）病例，脊灰疫苗中的病毒可以在疫苗接种率较低的人群中传播，甚至获得神经毒性和传播能力，导致麻痹病例发生，甚至引起疫苗衍生脊灰病毒的循环。

总而言之，脊灰减毒活疫苗可使人体产生咽部和肠道黏膜的免疫，接种后可减少、甚至消除粪便排毒，降低传播机会。而且它的价格低廉，接种方法也更简单。

（2）脊灰灭活疫苗（IPV）

脊灰灭活疫苗含有脊灰的3个血清型，以肌内注射的方式接种。脊灰灭活疫苗不会导致麻痹型脊灰病例，但它的抗体浓度维持时间比较短，其诱导的肠道黏膜免疫水平也较低，无法产生人与人之间的接触免疫。

在1961年以前，脊灰灭活疫苗是唯一可用的脊灰疫苗。1961年后，许多国家选用脊灰减毒活疫苗来控制脊灰病毒，但瑞典、芬兰和荷兰等国家一直使用脊灰灭活疫苗，没有引入脊灰减毒活疫苗。他们的经验表明，灭活疫苗也可以安全有效地控制、消灭脊灰病毒。

接种脊灰疫苗要按程序进行

目前，我国脊灰疫苗的接种程序为：宝宝2个月、3个月时接种脊灰灭活疫苗（IPV），4个月、4周岁时接种二价脊灰活疫苗（bOPV）。

接种脊灰疫苗有禁忌

如果宝宝对脊灰疫苗所含的任何成分，包括辅料（氯化镁、奶粉等）及抗生素（庆大霉素、卡那霉素等）过敏则不能接种。如果宝宝对脊灰疫苗所含成分不过敏且无其他禁忌证，通常可以接种，需要注意加强观察。

口服脊灰减毒活疫苗（OPV）的禁忌证包括暂时禁忌证（发热、胃肠道感染等）和绝对禁忌证（免疫功能缺陷），年龄比较小的宝宝可能有免疫功能缺陷，需要特别注意。

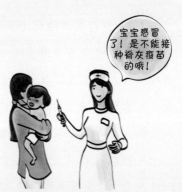

接种脊灰疫苗有禁忌

另外，服用减毒活疫苗的前后半小时不能喝热水。宝宝服用疫苗后如果因吐奶等原因导致服用剂量不足，则需要重新补服。

接种脊灰疫苗可能有轻度不良反应

　　服用脊灰减毒活疫苗（有糖丸和滴剂）后，个别人会有轻度发热、恶心、呕吐、腹泻和皮疹等症状，引起疫苗相关麻痹病例极为罕见。

"索尔克（Salk）株"与"萨宾（Sabin）株"

　　这两种菌株是疫苗株，由"索尔克（Salk）株"制成的疫苗是脊灰灭活疫苗（IPV），由"萨宾（Sabin）株"制成的疫苗有口服脊灰减毒活疫苗（OPV）和脊灰灭活疫苗。

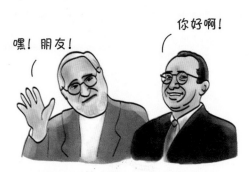

"索尔克（Salk）株"与"萨宾（Sabin）株"

· 4 ·

百日咳、白喉、破伤风和百白破疫苗

【百白破】

"百白破"的相关症状

"百白破"是3种疾病的合称,"百"代表百日咳,"白"指的是白喉,"破"代表破伤风。

百日咳典型的症状是持续、阵发性的咳嗽,带有吸气的尾声,可能会持续10周甚至更长的时间,因此被称为百日咳。白喉的症状是鼻、咽、扁桃体或喉上的灰白色假膜,以及白喉毒素引起的中毒,但我国从2007年起就没有白喉病例报告了。破伤风是一种创伤感染性疾病,当皮肤出现创伤时,破伤风杆菌会进入伤口,在厌氧环境下能产生破伤风毒素,引发以肌肉强直、阵发性痉挛为主的症状。

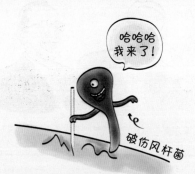

皮肤出现创伤时,破伤风杆菌会进入伤口

"百白破"的传播方式

百日咳、白喉和新生儿破伤风在我国法定报告的 39 种传染病之内。

百日咳主要通过飞沫传播，如咳嗽、打喷嚏等，传染性很强，任何年龄的人都可以感染，但婴幼儿更为敏感。

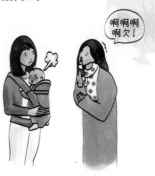

啊啊啊啊欠！

百日咳主要通过飞沫传播

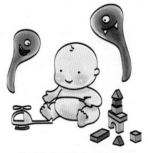

被污染的玩具也可以传播白喉毒素

白喉主要通过飞沫传播，其次可通过被污染的手、玩具、食品及手帕等传播，人群普遍易感，但随着儿童广泛接种含白喉成分的疫苗，白喉渐渐向没有白喉免疫力的成年人伸出魔爪。

破伤风有 3 种传播方式：一是创伤感染，带有破伤风杆菌的泥土或其他异物污染伤口，特别是在伤口有较多的坏死组织或化脓菌的情况下，造成局部缺氧，这是破伤风感染的主要途径；二是脐带感染，使用不洁的器械切割脐带或者使用被污染的纱布处理脐带会使脐带伤口感染破伤风杆菌，并产生破伤风毒素，导致新生儿破伤风；三是其他感染，包括产道、耳道和手术后的感染等，在破伤风的发病中也占有一定的比例。

人类本身对破伤风并没有免疫力，所以人对破伤风普遍易感。但不同国家破伤风感染的情况也不同，在发展中国家，以新生儿破伤风为主；在经济发达的国家，发病则有老龄化的趋势。

"百白破"的高发季节

百日咳全年均可发病，3月份发病率开始升高，夏秋季病例数较多。白喉全年均可发病，但秋季发病数较多，夏季发病数较少。破伤风全年均可发病。

1	2	3	4
5	6	7	8
9	10	11	12

百日咳
破伤风
白喉

"百白破"的高发季节

成年人也有患"百白破"的风险

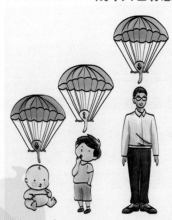

百日咳、白喉、破伤风这3种疾病，人群普遍易感，除了儿童以外，在青少年和成人中，百日咳、白喉和破伤风都可以发病。

成年人也有患"百白破"的风险

预防"百白破"有方法

儿童预防这几种疾病最经济有效的方法，是按照国家免疫程序接种百白破疫苗和白破疫苗。

对于破伤风来说，自然感染的方式是无法诱导出身体的免疫保护的，预防破伤风只能通过接种破伤风疫苗（主动免疫[①]）或者破伤风特异性免疫球蛋白（被动免疫[②]）的方式实现。如果宝宝出现皮肤创伤，尤其是有感染风险时，家长应及时带宝宝去医院就诊，医生会根据创伤情况，选择合理的治疗方案，必要时会使用破伤风类毒素或破伤风免疫球蛋白进行暴露后的预防。

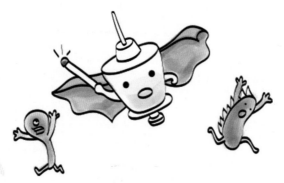

预防"百白破"的武器：疫苗

---

① 指将疫苗或类毒素接种于人体，使人体产生免疫力的一种防治微生物感染的措施，主要用于预防。
② 指人体被动接受抗体、致敏淋巴细胞或其产物所获得的特异性免疫能力。它与主动免疫不同，其特点是效应快，不需经过潜伏期，一经输入，立即可获得免疫力，但维持时间短。

【百白破疫苗】

虽然"百白破"很少见，但也要接种疫苗

目前百日咳、白喉和破伤风在我国已经非常少见，这正是通过接种疫苗而建成的免疫屏障的功劳，所以按时接种疫苗仍然是非常有必要的。

另外，虽说此类疾病已经非常少见，但它们的致病菌依然存在。2017 年，我国的百日咳病例达到 1 万人左右，发病率为 0.75/10 万；发病群体以散居儿童、幼托儿童和学生为主，5 岁以下的病例占总数的 91%。自 2007 年起，我国就已无白喉报告病例，但也门、印度、印尼、尼泊尔等国家白喉病例数较多，近年来时有疫情暴发，存在输入国内的风险。破伤风是由破伤风杆菌引起的感染性疾病，进入伤口的破伤风杆菌会产生破伤风毒素，破坏神经的正常调节功能，引起破伤风特有的肌肉强直、阵发性痉挛等症状，其病死率约为 10%。

接种百白破疫苗可以降低婴幼儿发生百日咳导致死亡的风险，是预防儿童和青少年白喉、破伤风最经济有效的手段，因此按照国家免疫规划程序接种百白破疫苗和白破疫苗是非常有必要的。

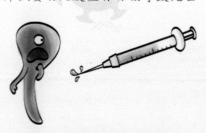

接种百白破疫苗和白破疫苗是非常有必要的

疫苗接种要按程序进行

百白破疫苗主要适用于 7 岁以下的儿童。百白破疫苗共需要接种 4 剂次，分别在宝宝 3、4、5 个月和 18 个月时接种 1 剂；在 6 岁时接种 1 剂白破疫苗，接种地点为所在地的预防接种门诊。

另外百白破疫苗在我国属于免疫规划疫苗，是免费接种的疫苗。

联合疫苗是未来的发展方向

由于联合疫苗能减少接种剂次，其优点非常突出，因此，联合疫苗是疫苗未来的发展方向。

我们通常所说的五联疫苗就是一种联合疫苗，是百白破 + 脊灰灭活疫苗 +b 型流感嗜血杆菌联合疫苗（DPT-IPV-Hib），可以预防白喉、破伤风、百日咳、脊灰和 Hib 引起的感染性疾病。

如果出现五联疫苗短缺，有两种替代方案，一种是"免费脊灰疫苗 + 免费百白破疫苗 + 自费 b 型流感嗜血杆菌疫苗"，另外一种是"免费脊灰疫苗 + 自费四联疫苗（百白破 +Hib）"。这两种方案在疾病预防上的效果和五联疫苗是一样的，区别只在于让孩子多打几针。

如果遇到无法使用同一厂家的疫苗完成全程接种的情况，可以使用不同厂家的同品种疫苗完成后续接种（含补种）。企业有特殊规定的除外。

百白破疫苗对三种疾病的预防效力不同

完成百白破疫苗全程接种的儿童可得到较好的保护。

相关研究显示，百白破疫苗预防典型百日咳的效力约 85%，预防白喉的效力约为 95%，预防破伤风的效力为 80% ~ 100%。

百白破疫苗对 3 种疾病的预防效力不同

百白破疫苗预防百日咳的效力能够持续 4 ~ 12 年，预防白喉的效力能够持续约 10 年，预防破伤风的效力可持续更长时间。

需要注意的是，虽说完成百白破疫苗全程接种的宝宝能够得到比较好的保护，但疫苗的保护效力还是有限的，即使接种了疫苗，也有少部分宝宝有患病的可能。

这些宝宝不能接种百白破疫苗

（1）严重过敏体质的宝宝（已知对该疫苗的任何成分过敏）。

（2）发热、患急性疾病或处于慢性疾病的急性发作期的宝宝。

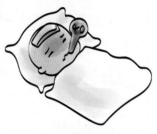

不能接种百白破疫苗的宝宝

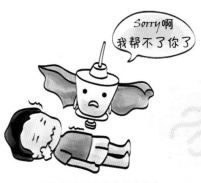

Sorry啊
我帮不了你了

不能接种百白破疫苗的宝宝

（3）患有中枢神经系统疾病（如脑病、癫痫）的宝宝。

（4）以前接种百白破联合疫苗时发生神经系统反应的宝宝。

接种百白破疫苗的注意事项

给宝宝接种疫苗之前，家长应如实向医生告知宝宝的身体健康状况（若有感冒、发热等症状，要等宝宝恢复健康后再进行补种）以及上次接种疫苗时是否出现过不适或过敏反应，以便医生筛查疫苗接种禁忌，决定本次是否给宝宝接种疫苗。

给宝宝接种疫苗后，要在预防接种单位留观至少30分钟。如果宝宝出现轻度发热等一般反应，通常不需任何处理；但如果出现高烧不退或其他并发症，家长应及时带宝宝到医院就诊。此外，接种当天不要给宝宝洗澡，避免针眼感染；接种前后几天，不要给孩子吃新的辅食或食物，以避免出现可疑不良反应时，干扰医生判断反应发生的原因。

接种疫苗后宝宝的皮肤局部可能会出现硬结，1~2个月后就会消失，在接种第2剂疫苗时应该更换另一侧部位。

接种百白破疫苗可能出现的不良反应

接种百白破疫苗后24小时内少数宝宝可能会出现发热，一般持续1～2天，很少超过3天；除发热症状外，少数宝宝还可能出现头痛、头晕、乏力及全身不适等症状，一般持续1～2天；个别宝宝可能会出现恶心、呕吐、腹泻等胃肠道症状，一般以接种当天多见，很少超过3天。

当宝宝发热在37.5℃以下（包括37.5℃）时，家长应加强观察，让宝宝适当休息、多喝水，防止继发其他疾病；当宝宝发热超过37.5℃或在37.5℃以下但伴有其他全身症状、异常哭闹时，应及时到医院诊治。

有些宝宝在接种疫苗后24小时内在接种部位会出现红肿和硬结，当红肿和硬结直径小于15mm时，一般不需做任何处理；当红肿和硬结直径在15～30mm之间时，可用干净的毛巾给宝宝冷敷（出现硬结的可以热敷），每日数次，每次10～15分钟；当红肿和硬结在30mm以上（包括30mm）时，应及时到医院就诊。

百白破疫苗与白破疫苗要分清

百白破疫苗是在百日咳疫苗原液、白喉类毒素原液及破伤风毒素原液中加入氢氧化铝佐剂制成的，用于预防百日咳、白喉和破伤风；而白破疫苗是在白喉类毒素原液及破伤风毒素原液中加入氢氧化铝佐剂制成的，用于儿童白喉和破伤风的加强免疫。

确保孩子接种 4 剂次百白破疫苗

世界卫生组织对含百日咳成分的疫苗的使用意见为，确保接种次数在 3 剂次以上且疫苗有质量保证的高水平接种率（≥90%）。我国含百日咳成分的疫苗共需要接种 4 剂次，分别在儿童 3、4、5 个月和 18 个月时各接种 1 剂次百白破疫苗。

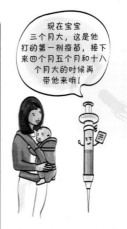

含百日咳成分的疫苗共需要接种 4 剂次

·5·

麻疹、腮腺炎、风疹和麻腮风疫苗

【麻腮风】

"麻腮风"的症状

"麻腮风"指的是麻疹、流行性腮腺炎（简称腮腺炎）和风疹三种疾病。

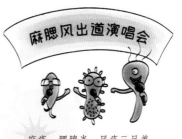

麻疹、腮腺炎、风疹三兄弟

麻疹的症状主要是发热、咳嗽、流鼻涕、眼结膜充血、口腔颊黏膜斑（柯氏斑）以及皮肤斑丘疹等，突出表现为发热 4 天左右时出现红色斑丘疹；肺炎是麻疹最常见的并发症。

风疹的症状主要是发热、全身性皮疹和淋巴结肿大，伴有咽痛、轻咳和流涕，发热 1～2 天时常出现充血性斑丘疹。如果孕妇在妊娠早期缺乏免疫力的情况下感染风疹病毒，会使胎儿也被感染，导致早产、流产、死胎或婴儿出生后患上先天性风疹综合征（CRS，以多器官严重损伤为主要表现），这也是风疹的主要危害。

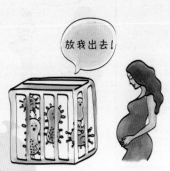

孕妇感染风疹病毒可能会危害
胎儿健康

腮腺炎的症状主要是发热、头痛、无力及食欲减退等，发病 1～2 天后出现腮腺非化脓性肿胀（疼痛和发热为主要症状）。腮腺炎的症状比较轻，而且是一种自限性疾病[①]，所以常被人们忽视。实际上，该病可能会侵犯人体的多个脏器和中枢神经系统，导致多种临床症状的产生，比如心肌炎、脑膜炎及耳聋等；如果在青春期后感染，有超过 1/3 的男性会并发睾丸炎，约 5%～30% 的女性会并发卵巢炎或乳腺炎。

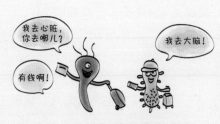

腮腺炎可能会侵犯人体的多个脏器
和中枢神经系统

---

① 即发生发展到一定程度后能自动停止并逐渐痊愈，不需要特殊治疗，只需要对症治疗或不治疗，靠自身免疫就可痊愈的疾病。

"麻腮风"是传染病

麻疹、腮腺炎和风疹均为急性呼吸道传染病。

麻疹是传染性最强的疾病之一,从病毒潜伏末期到出疹后 4 天都具有传染性,主要通过空气飞沫传播,也可以通过直接接触感染分泌物传播。

风疹传染性适中,从出疹前一周至出疹后的 3~5 天内都有传染性,主要通过呼吸道飞沫传播,也可以通过风疹病毒隐性感染者传播。先天性风疹综合征(CRS)病人的排毒时间更长。

腮腺炎也具有很强的传染性,主要经呼吸道飞沫传播,也可通过唾液污染的衣物或玩具传播。

关于麻疹、腮腺炎和风疹的高发期,各地表现可能会有差异,但一般在冬春交替时节高发,3~5 月份易有发病高峰形成。

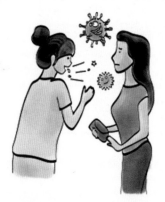

腮腺炎主要经呼吸道飞沫传播

儿童和成人都会得"麻腮风"

儿童对麻疹、风疹及腮腺炎无天然免疫，很容易被传染。婴儿出生后一段时间内可以受到母传抗体的保护，但抗体水平会很快下降，其保护能力也随之下降，很容易被感染。

随着麻腮风疫苗的接种越来越普遍，儿童的发病率逐渐下降，但成人报告发病却有上升趋势。一方面是由于多年前麻腮风疫苗的接种率较低，人群中存在一定的免疫空白，无法形成免疫屏障；另一方面随着年龄的增长，人在接种疫苗后产生的抗体会逐年下降或消失，其保护能力也是如此。所以，成人也会患麻疹、风疹或者腮腺炎。

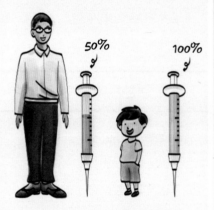

成人也会患麻疹、风疹或者腮腺炎

做好预防接种，对抗"麻腮风"

目前，全球只有美洲地区实现了消除麻疹，其他地区还有麻疹流行。近期欧洲及南亚部分国家发病率上升，主要是由于疫苗的接种率较低。在麻疹流行期间，我们要采取预防为主的综合措施：

（1）通过预防接种提高人群免疫力。

（2）控制传染源，对病人严密隔离，对接触过病人的人也要隔离并开展医学观察。

（3）切断传播途径，开窗通风，注意室内空气流通。

另外，在日常生活中保持良好的卫生习惯，平衡饮食、加强锻炼以增强免疫力也是预防麻腮风的有效手段。

【麻腮风疫苗】

麻腮风疫苗多为联合疫苗

麻疹、腮腺炎和风疹有一些共同特点：人是唯一宿主、病毒的抗原型别单一且稳定、可以制成安全有效的联合疫苗。因此，接种麻腮风疫苗可以同时有效预防麻疹、流行性腮腺炎和风疹3种疾病。虽然这3种疾病都有单价疫苗，也可以分开接种，但从联合防控、减少接种针次等方面考虑，目前应用更多的是联合疫苗。

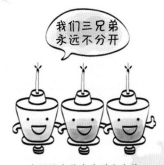

我们三兄弟永远不分开

麻腮风疫苗多为联合疫苗

麻腮风疫苗接种有规定

麻腮风疫苗一般需要接种两次：宝宝8个月大时接种麻疹－风疹联合疫苗，18个月大时接种麻腮风疫苗。2020年6月开始，免疫程序调整为8月龄和18月龄时分别接种麻腮风疫苗。有些省（市）在这个基础上为4~6岁的儿童增加接种1剂麻腮风疫苗，并纳入当地的免疫规划当中。

年龄合适的儿童可以由监护人携带前往现居住地所属的社区卫生服务中心接种麻腮风疫苗。

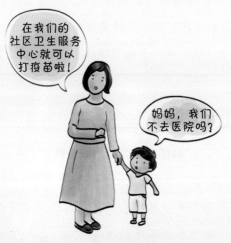

现居住地所属的社区卫生服务中心
就可以接种麻腮风疫苗

有这些情况的人不能接种麻腮风疫苗

（1）对该疫苗的任何成分，包括辅料以及抗生素过敏的人。

（2）患急性疾病和严重慢性疾病、处于慢性疾病的急性发作期或正在发热的人。

（3）妊娠期妇女（育龄期妇女接种后 3 个月应避免妊娠）。

（4）免疫缺陷、免疫功能低下或正在接受免疫抑制治疗的人。

（5）患脑病、未控制的癫痫和其他进行性神经系统疾病的人。

麻腮风疫苗的不良反应很少见

接种麻腮风疫苗后出现不良反应的情况比较罕见，通常以轻微的发热或皮疹等一般反应为主，不需要特殊处理，一段时间后症状可以自然缓解，家长也不必过分担心。如果出现其他异常反应，家长应及时报告接种单位，并带宝宝就医。

接种麻腮风疫苗会得自闭症？假的

有报道说接种麻腮风疫苗会导致儿童患上自闭症，这种说法是完全不正确的。自闭症的病因非常复杂，至今仍然没有明确的判定，遗传因素和环境因素在自闭症发病中起着重要作用，但还没有科学的依据证实麻腮风疫苗与自闭症有联系。

另外，麻腮风疫苗已经在全球100多个国家使用了40多年，实践证实它是安全有效的。

谣言的"锅" 疫苗不背！

预防"麻腮风"，国家"操碎了心"

为预防"麻腮风"，我国采用了如下的策略和措施：

（1）针对易感人群制定了统一的免疫策略，即8个月大时开始首次接种麻风疫苗（从2020年6月开始调整为接种麻腮风疫苗），18个月大时接种麻腮风疫苗以巩固免疫屏障；针对适龄儿童和高校、企事业单位及医务人员等重点人群开展麻腮风疫苗的查漏补种工作，消除人群中的免疫空白。

（2）加强"麻腮风"的疫情监测，做好传染源的管理工作，及时处置暴发的疫情，减少疫情扩散、缩小疾病蔓延范围。

（3）加大宣传力度，提高公众对传染病的认识，帮助他们掌握一定的预防措施，同时提高他们的预防接种意识。

"麻风"与"麻腮风"，疫苗大不同

麻风疫苗的全称是麻疹－风疹联合减毒活疫苗，主要用于预防麻疹和风疹两种传染病；麻腮风疫苗的全称是麻疹－腮腺炎－风疹联合减毒活疫苗，主要用于预防麻疹、腮腺炎和风疹3种传染病。两者主要的不同是，麻腮风疫苗增加了针对腮腺炎的成分，因而可以同时预防3种传染病，而麻风疫苗只可以预防麻疹和风疹两种传染病。

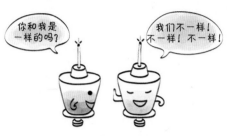

你和我是一样的吗？

我们不一样！不一样！不一样！

"麻风"与"麻腮风"，疫苗大不同

另外，麻疹疫苗、麻腮疫苗（麻疹－流行性腮腺炎联合疫苗）、麻风疫苗（麻疹－风疹联合疫苗）和麻腮风疫苗（麻疹－流行性腮腺炎－风疹联合疫苗）只在一种情况下可以相互替代使用，那就是预防和控制麻疹的时候。因为这些疫苗都含有麻疹成分，而且都具有很好的免疫效果，所以在预防和控制麻疹时可以相互代替。但从联合防控的角度来看，还是提倡使用麻腮风疫苗，因为它可以减少接种针次，同时还能预防3种传染病。

·6·
乙脑和乙脑疫苗

【乙脑】

乙脑会影响脑神经功能

乙脑的全称为流行性乙型脑炎，是由乙脑病毒引起的病毒性脑炎。感染乙脑病毒后，只有小于1%的人会出现临床症状，最常见的表现是急性脑炎。感染乙脑病毒后经过4~21天的潜伏期，出现早期症状包括发热、头痛或呕吐，有些病人的精神状态会产生改变，出现神经系统症状（意识障碍）、运动失调等，严重的甚至会死亡。

乙脑的病死率约20%~30%，而在存活的病例中，也有30%~50%的病人可能出现神经性或精神性后遗症，包括不正常肌肉张力、语言障碍、运动肌无力、脑神经及锥体外系统异常的功能缺损、脾气暴躁以及性格不正常等，部分小孩会出现智力不足的情况。

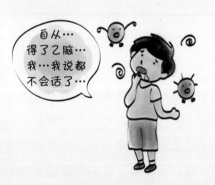

自从…得了乙脑…我…我说都不会话了…

乙脑会影响脑神经功能

乙脑是一种传染病

乙脑是我国 39 种法定传染病中的一种，病毒主要通过蚊虫（特别是三带喙库蚊）进行传播，但人并不是乙脑病毒的传染源。

我国是乙脑的流行地区，人群普遍易感。在乙脑的高流行地区，由于轻度感染或隐性感染很普遍，成人大多对病毒已经有了免疫力，易感染者主要是小孩。

2008 年，乙脑疫苗纳入我国扩大国家免疫规划项目，15 岁以下的儿童发病率出现了明显的下降；但近年来我国北方部分农村地区成人乙脑高发。

夏秋季是乙脑病毒的"最爱"

乙脑在夏秋两季最为流行，7～9 月份的乙脑报告病例数占全年报告病例总数的 85% 以上，南方地区乙脑病例出现比北方早 1 个月左右。

目前还没有针对乙脑的特效抗病毒药物。在乙脑的存活病例中，有 30%～50% 的人会留下神经性或精神性后遗症。

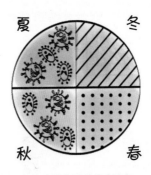

乙脑在夏秋两季最为流行

【乙脑疫苗】

乙脑疫苗有多种类型

乙脑疫苗可以分为 4 类，包括鼠脑提纯的灭活疫苗、Vero 细胞灭活疫苗、减毒活疫苗和重组疫苗。

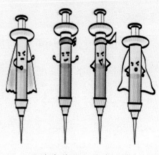

不同国家使用的乙脑疫苗种类也不同，我国目前使用的是乙脑减毒活疫苗和 Vero 细胞灭活疫苗两类。

乙脑疫苗可以分为 4 类

减毒活疫苗一共要接种 2 剂次，分别在宝宝 8 个月和 2 岁时各接种 1 剂；灭活疫苗一共要接种 4 剂次，分别在宝宝 8 个月时接种 2 剂（间隔 7~10 天）、2 岁和 6 岁时各接种 1 剂。两种疫苗的接种部位都在手臂上部，接种方式均为皮下注射。

来呀！往这儿扎！

中国乙脑疫苗接种部位在手臂上部

乙脑减毒活疫苗适用于 8 个月以上的健康儿童和从非疫区进入疫区的成人；Vero 细胞灭活疫苗适用于 6 周至 10 岁的儿童和从非疫区进入疫区的成人。

不能接种乙脑疫苗的人

不能接种乙脑减毒活疫苗的儿童有：

（1）对疫苗所含的任何成分，包括辅料以及抗生素过敏的。

（2）患急性疾病、严重慢性疾病，处于慢性疾病的急性发作期或正在发热的。

（3）免疫缺陷、免疫功能低下或正在接受免疫抑制剂治疗的。

（4）患脑病、未控制的癫痫和其他神经系统疾病的。

另外，成年人（上述情况以外）是可以接种乙脑疫苗的。

接种乙脑疫苗后的不良反应

常见的不良反应有：

（1）接种疫苗后 24 小时内，注射部位会出现疼痛，多数情况下会在 2~3 天内自行消失。

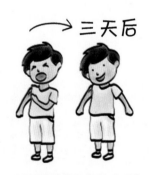

注射部位疼痛会在 2~3 天内
自行消失

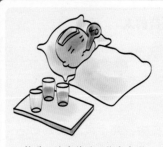

接种乙脑疫苗后可能会出现
一过性发热反应

（2）接种疫苗后1~2周内，可能会出现一过性发热①反应，其中大多数为轻度发热，一般持续1~2天后可自行缓解，不需要处理，必要时适当休息，多喝开水，注意保暖，防止继发感染。对于中度发热反应或发热时间超过48小时的人，可使用物理方法或药物进行处理。

（3）接种疫苗后，偶尔会有分散的皮疹出现，一般不需要特殊处理，必要时可对症治疗。

罕见的不良反应有：

（1）出现一过性的重度发热，应采用物理方法或药物对症处理，以防受种者产生高热惊厥。

（2）接种疫苗后72小时内出现过敏性皮疹，应及时去医院接受抗过敏治疗。

（3）接种疫苗后1小时内出现过敏性休克，应及时采取肾上腺素注射等抢救措施为受种者进行治疗。

（4）出现过敏性紫癜，要及时到医院就诊，接受皮质固醇类药物等抗过敏治疗；如若治疗不当或不及时，有可能会并发紫癜性肾炎。

（5）出现血管神经性水肿，应及时到医院就诊。

---

① 指发热突然出现但持续时间很短。

想出去旅游？你可能要先打乙脑疫苗

我国是乙脑的流行地区（新疆、西藏和青海除外），自 2008 年起便实施了免疫规划，15 岁以下的儿童都接种了乙脑疫苗。新疆、西藏和青海地区无免疫史的居民迁居其他省份或在乙脑流行季节前往其他省份旅行时，建议接种 1 剂乙脑减毒活疫苗。

乙脑疫苗，自费免费都一样

所谓自费乙脑疫苗是非免疫规划疫苗，目前我国使用的自费乙脑疫苗为乙脑灭活疫苗。而免费的乙脑减毒活疫苗于 1989 年上市，其安全性、免疫原性、免疫持久性和疫苗保护效果均得到了科学验证。

2013 年，我国生产的乙脑减毒活疫苗通过了世界卫生组织预认证。

· 7 ·
流脑和流脑疫苗

【流脑】

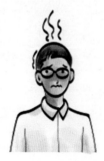

得了流脑，整个人都不好了

流脑是由脑膜炎奈瑟菌①感染脑膜或脑脊膜而引起的急性化脓性脑膜炎，主要的症状包括急性发热、剧烈头痛、呕吐、皮肤瘀斑及颈项强直等。

得了流脑，整个人都不好了

流脑属于呼吸道传染病，主要通过空气飞沫进行传播，与传染源密切接触时就可能会发病。人群对流脑普遍易感，有些人群聚集的地方，比如学校、托幼机构、民工聚居地和监狱等，流脑病原菌就容易肆虐。儿童是感染流脑的高危人群，但这并不意味着成年人不会患流脑，一些吸烟者、慢性呼吸道疾病者、与传染源密切接触者也属于高危人群。

流脑全年都可以发病，冬春季是高发季节。

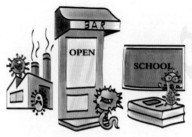

流脑易在人群聚集的地方肆虐

---

① 流脑的病原菌。

流脑与后遗症"形影不离"

流脑起病急、病情重，即使得到了及时治疗，病死率也高达 10%~15%；幸存者也可能长期留有后遗症。

儿童是流脑的主要发病人群，一旦患上流脑，病死率非常高；而部分幸存下来的儿童也会长期留有智力障碍、听力损伤或肢体残疾等后遗症。流脑对儿童的成长发育有着严重的影响。

流脑与乙脑大不相同

流脑和乙脑虽然名称相似且都是传染病，但其病原体、寄生部位、传播途径和临床表现却有很多不同（表2-7-1）。

表 2-7-1　流脑与乙脑的区别

疾病	病原体	寄生部位	传播途径	临床表现
流脑	脑膜炎奈瑟菌	鼻咽部黏膜上皮细胞	空气飞沫	急性发热、剧烈头痛、呕吐、皮肤瘀点瘀斑、颈项强直等
乙脑	乙脑病毒	毛细血管内皮细胞及局部淋巴结、肝、脾、脑	蚊虫叮咬	急性起病、发热、头痛、恶心、呕吐、嗜睡，脑实质受损症状（高热、意识障碍、神志不清）

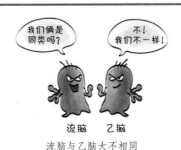

流脑与乙脑大不相同

【流脑疫苗】

"眼花缭乱"的流脑疫苗

流脑疫苗的种类繁多，目前在我国上市的流脑疫苗有 4 种，分别是 A 群脑膜炎球菌多糖疫苗、AC 群脑膜炎球菌多糖疫苗、ACYW 群脑膜炎球菌多糖疫苗和 AC 群脑膜炎球菌结合疫苗。

我国免疫规划中使用的是 A 群脑膜炎球菌多糖疫苗和 AC 群脑膜炎球菌多糖疫苗两种。这两种疫苗都需要接种 2 剂次，A 群脑膜炎球菌多糖疫苗分别在宝宝 6 个月和 9 个月时接种，AC 群脑膜炎球菌多糖疫苗则分别在宝宝 3 岁和 6 岁时接种。

不同年龄的宝宝接种不同的流脑疫苗

A 群脑膜炎球菌多糖疫苗适用于 6 个月及以上年龄的儿童；AC 群脑膜炎球菌多糖疫苗和 ACYW 群脑膜炎球菌多糖疫苗适用于 2 岁及以上年龄的儿童；AC 群脑膜炎球菌结合疫苗适用于 3 个月及以上年龄的儿童。

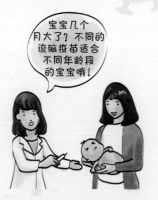

宝宝几个月大了？不同的流脑疫苗适合不同年龄段的宝宝哦！

不同年龄的宝宝接种不同的
流脑疫苗

成人可以接种流脑疫苗

除了儿童，成人也可以接种流脑疫苗。

流脑疫苗的禁忌证要注意

A 群和 AC 群流脑多糖疫苗：

（1）已知对该疫苗的任何成分过敏者。

（2）患急性疾病、严重慢性疾病，处于慢性疾病的急性发作期或正在发热者。

（3）患脑病、未控制的癫痫和其他进行性神经系统疾病者。

AC 群流脑结合疫苗：

（1）患癫痫、脑部疾病及有惊厥、过敏史者。

（2）患肾脏病、心脏病及活动性结核者。

（3）患急性传染病及发热者。

（4）已知对该疫苗的某种成分过敏，尤其是对破伤风类毒素过敏者，或者先前接种该疫苗过敏者。

（5）艾滋病病毒（HIV）感染者。

ACYW 群流脑多糖疫苗：

（1）对本疫苗及其成分过敏者。

（2）患癫痫、脑部疾病者及有过敏史者。

（3）患肾脏病、心脏病、活动性结核者。

（4）艾滋病病毒（HIV）感染者。

（5）患严重急性疾病、慢性疾病，处于慢性疾病的急性发作期者。

（6）患急性传染病及发热者。

（7）妊娠期妇女。

接种流脑疫苗可能发生不良反应

A群流脑多糖疫苗和AC群流脑多糖疫苗常见的不良反应有：

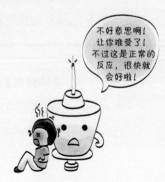

接种流脑疫苗可能发生
不良反应

（1）接种后24小时内，在注射部位可能会出现疼痛，有红肿、浸润等轻、中度反应，一般在2~3天内会自行消失。

（2）接种疫苗后可能会出现一过性发热反应，其中大多数为轻度发热，持续1~2天后就会自行缓解，一般不需要处理，但中度发热或发热时间超过48小时的人需要对症处理。

A群流脑多糖疫苗和AC群流脑多糖疫苗罕见的不良反应有：

（1）严重的发热反应，应给予对症处理，以防高热惊厥。

（2）注射局部重度红肿或出现其他并发症，应给予对症处理。

A群流脑多糖疫苗和AC群流脑多糖疫苗极罕见的不良反应有：

（1）在接种疫苗后72小时内可能出现过敏性皮疹，应及时接受抗过敏治疗。

（2）在注射疫苗后1小时内可能会出现过敏性休克，应及时注射肾上腺素进行抢救。

（3）出现过敏性紫癜反应时应及时就诊，用皮质固醇类药物进行抗过敏治疗。

（4）血管神经性水肿、变态反应性神经炎。

（5）变态反应性剥脱性皮炎。

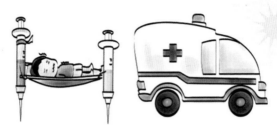

出现极罕见的不良反应要及时就诊

AC 群流脑结合疫苗的不良反应有：

偶尔会有短暂的发热、皮疹、头晕、头痛、乏力、食欲减退、腹痛和腹泻等不良反应；注射局部可能会出现压痛、瘙痒和红肿，一般可以自行缓解；极少数儿童还可能出现嗜睡、烦躁、消化道不适等全身反应。

ACYW 群流脑多糖疫苗的不良反应有：

可能出现接种部位疼痛、红肿、瘙痒；发热、头痛、乏力、嗜睡、恶心呕吐、腹泻、食欲减退、肌痛和皮疹等全身不良反应，大多数症状可以自行缓解，并在 72 小时内消失。

流脑疫苗，自费的和免费的差别不大

所谓自费流脑疫苗是还没有纳入国家免疫规划的非免疫规划疫苗，包括 ACYW 群脑膜炎球菌多糖疫苗和 AC 群脑膜炎球菌结合疫苗。自费疫苗与免费疫苗在预防疾病的效果和安全性上没有显著差别，它们的差别是由疫苗种类不同引起的。ACYW 群流脑多糖疫苗比 AC 群流脑多糖疫苗预防的流脑病原菌类型更多，而 AC 群流脑结合疫苗可以给 2 岁以下的儿童使用。

二、非免疫规划疫苗

·8·
流感和流感疫苗

【流感】

流感病毒是个"大家族"

流感是由流感病毒引起的急性呼吸道传染病，对人的危害比较严重。按照核蛋白和基质蛋白的不同，流感病毒可以分为4个型别：甲型（A型）流感病毒、乙型（B型）流感病毒、丙型（C型）流感病毒和丁型（D型）流感病毒。其中，甲型和乙型流感病毒可以引起季节性的流行；丙型流感病毒只能引起散发病例；丁型流感病毒主要感染猪、牛等动物，尚未发现人类感染。

另外，根据病毒表面的血凝素、神经氨酸酶的蛋白结构和基因特性，甲型流感病毒可以分为多种亚型，目前发现的 HA 和 NA 分别有 18 个（H1 ~ H18）和 11 个（N1 ~ N11）亚型。

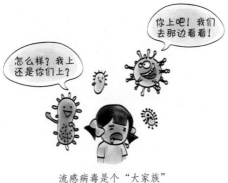

流感病毒是个"大家族"

总是咳嗽流鼻涕，你可能得了流感

流感一般表现为急性起病和发热（部分病例会出现 39～40℃的高热），伴有畏寒、寒颤、头痛、肌肉和关节酸痛、极度乏力以及食欲减退等全身症状，还可有咽痛、咳嗽、鼻塞、流涕、胸骨后不适、颜面潮红、结膜轻度充血、呕吐及腹泻等症状。轻度流感的症状与普通感冒相似，但发热和全身症状更为明显。重症流感可出现病毒性肺炎、继发细菌性肺炎、急性呼吸窘迫综合征、休克和弥漫性血管内凝血等多种并发症。

流感的症状是诊断和治疗的主要依据，感染者如果出现发热、咳嗽、咽痛、流涕、鼻塞、身体疼痛、头疼、寒颤、疲乏、腹泻和呕吐等症状，可能是患上了流感，但由于流感的症状缺乏特异性，容易与普通感冒和其他上呼吸道疾病相混淆。流感确诊有赖于实验室检测，检测方法包括病毒核酸检测、病毒分离培养、抗原检测和血清学检测。

得流感后尽量减少外出

流感病人和隐性感染者是季节性流感的主要传染源，病毒能够通过他们的呼吸道分泌物飞沫传播，也可以通过口腔、鼻腔、眼睛等黏膜接触传播。

流感病毒的潜伏期一般为 1～4 天，病毒从潜伏末期到发病都具有传染性。感染流感病毒的人在出现症状前的 1～2 天内就会排出病毒，其排毒量在感染后的 12～24 小时内明显增加，在发病后 24 小时内达到高峰。

如果患上了流感，要注意避开人群聚集的场所，避免外出和与他人接触，必须外出时要戴口罩，咳嗽和打喷嚏时用纸巾遮住口鼻，经常用肥皂和水洗手，注意对被病毒污染的物品进行消毒。

流感病毒"喜欢"孩子

人群对流感病毒普遍易感，儿童、老人、孕妇、医务人员及患有慢性基础性疾病（如哮喘、糖尿病、心脏病等）的人被病毒感染的风险更高。

儿童往往比成人更容易患上流感，原因有以下几个方面：

（1）学校、托幼机构等是集体场所，儿童在这些场所聚集、密切接触，一旦出现一个流感病例，很容易就会传染给其他人，导致更多的病例出现。

（2）儿童接种流感疫苗的次数少，对病毒的免疫力弱。

（3）儿童自身的呼吸道没有成人那么健全，而且他们的免疫系统还处于发育状态，容易受到流感病毒的侵袭并出现症状。

（4）儿童的个人卫生习惯不太良好，不能完全做到咳嗽遮住口鼻、勤洗手等，造成疾病传播风险加大。

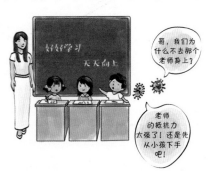

儿童往往比成人更容易患上流感

得流感后，要及时向医生寻求帮助

症状比较轻的感染者可以自行居家隔离，在居家期间充分休息，多喝水，吃一些易于消化并富有营养的食物，同时注意保持房间通风。另外，要密切观察自己的病情变化，一旦出现持续高热、剧烈咳嗽、呼吸困难、神志改变、严重呕吐与腹泻等重症倾向，应及时去医院就诊。而孕妇、儿童、老人以及慢性病人在感染流感后更容易发展成重症，更应当及早就诊。

在流感发病2天之内，按照医生的指导应用奥司他韦等抗病毒药物可以显著降低流感重症和死亡的发生率。

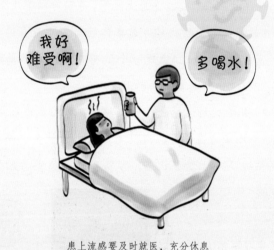

患上流感要及时就医，充分休息

卫生习惯好，流感来不了

想要预防流感，接种疫苗是最有效的手段，能够显著降低患流感和产生并发症的风险。

此外，保持良好的个人卫生习惯也是预防流感的有效措施，比如勤洗手，在流感流行季节避开人群聚集的场所，咳嗽、打喷嚏时用纸巾、毛巾等遮住口鼻然后洗手，尽量避免接触眼睛、鼻子或嘴巴等。当家里有人患上流感时，其他家庭成员要尽量避免与其接触，尤其是老人与慢性病人。家长带有流感症状的儿童去医院就诊时，应做好儿童及自身的防护（如戴口罩），避免交叉感染。学校、托幼机构等集体单位中出现患流感的儿童时，应该让其居家休息，减少疾病传播。

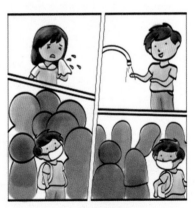

保持良好卫生习惯有助于预防流感

【流感疫苗】

儿童和老人要优先接种流感疫苗

原则上，年龄在6个月以上（包括6个月）并且没有禁忌证的人都可以接种流感疫苗，但由于不同人群感染流感后的症状严重程度和结局不同，某些人群应当优先接种流感疫苗。根据世界卫生组织的文件和其他国家多年的应用经验，结合我国国情，推荐以下人群优先接种疫苗：

（1）2～23个月的婴幼儿。

（2）2～5岁的儿童。

（3）60岁及以上的老人。

（4）患有心血管疾病（单纯高血压除外）、慢性呼吸系统疾病、肝肾功能不全、血液病、神经系统疾病、神经肌肉功能障碍以及代谢性疾病（包括糖尿病）等慢性病的人，患有免疫抑制疾病或免疫功能低下的人。

（5）医务人员。

（6）6个月以下婴儿的家庭成员和看护人员。

（7）孕妇或准备在流感季节怀孕的女性。

流感疫苗的"3价"和"4价"

我国在2019—2020年度供应的流感疫苗为3价灭活疫苗和4价灭活疫苗。

与3价灭活疫苗相比，4价灭活疫苗的毒株中增加了乙型流感的一个亚型，但它们在安全性上没有差别，对流感病毒都有预防作用，没有优先推荐，可以自愿接种任何一种。

流感疫苗会产生轻微的不良反应

虽然说接种流感疫苗是安全的，但如同其他医疗产品一样，接种流感疫苗也可能会出现不良反应。常见的不良反应主要表现为局部反应，包括接种部位红晕、肿胀、硬结、疼痛和烧灼感等；全身反应有发热、头痛、头晕、嗜睡、乏力、肌痛、周身不适、恶心、呕吐、腹痛和腹泻等。

这些不良反应通常都是比较轻微的，并且会在几天内自行消失，出现严重不良反应的情况很少。

接种疫苗不能百分百保证不得流感

接种流感疫苗是预防流感最有效的手段，可以显著降低受种者患上流感和严重并发症的风险。如果流感疫苗与流感病毒匹配较好的话，是具有比较好的保护力的；但流感疫苗与流感病毒不匹配的情况也是存在的，这会影响流感疫苗的保护效果。

另外，接种流感疫苗仅仅能预防流感病毒引起的感染，有一些病原体如副流感病毒、腺病毒等也可以引起类似流感的症状，但它们不是流感病毒，接种流感疫苗是没有办法预防这些病原体感染的。

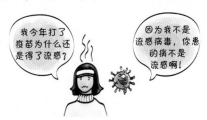

流感疫苗仅能预防流感病毒引起的感染

流感疫苗每年都要接种

由于流感病毒容易变异，世界卫生组织每年都会基于对下一个流行季节流感病毒的预测结果提出全球流感疫苗的推荐意见，全球各国的疫苗企业会根据疫苗推荐株来生产当年的流感疫苗。因此，不同年度流感疫苗针对的流感病毒可能会不同。流感疫苗接种后，身体在2~4周后才会产生具有保护水平的抗体，6~8个月后抗体的浓度就会开始衰减，所以流感疫苗最好是每年都接种。

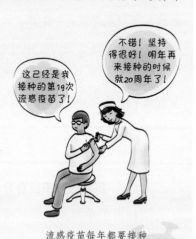

流感疫苗每年都要接种

我国各地每年流感活动高峰的出现时间和持续时间都不同，为了在流感高发季节前获得保护，当年的流感疫苗上市后应该尽快接种，最好在10月底前完成（如果在10月底前没有接种流感疫苗，整个流感流行季节也都可以接种）；在同一个流感流行季节，已经完成流感疫苗接种的人不需要再重复接种。

孕妇在孕期的任一阶段都可以接种流感疫苗，所以只要本年度的流感疫苗开始供应，就可尽早接种。

·9·

肺炎链球菌和肺炎球菌疫苗

【肺炎链球菌】

肺炎链球菌很容易感染

肺炎球菌性疾病是一种感染性疾病，健康人群的鼻咽部就能携带肺炎链球菌，可以通过呼吸道飞沫等传播方式在人与人之间传播，自身携带的肺炎链球菌还会导致自己被感染。

肺炎链球菌感染导致的肺炎球菌性疾病常年均可发病，没有季节性。

侵袭性肺炎链球菌是隐藏的"死神"

根据肺炎链球菌感染部位的不同，可以将其引发的疾病分为"侵袭性肺炎球菌性疾病"和"非侵袭性肺炎球菌性疾病"两大类。

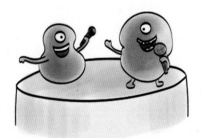

肺炎链球菌感染可分为两大类

侵袭性肺炎球菌性疾病是指肺炎链球菌侵入原本无菌的部位和组织所引发的感染，主要症状包括脑膜炎、菌血症和菌血症性肺炎等，有时还会引起骨髓炎、心包炎、心内膜炎、腹膜炎、化脓性关节炎、胰腺脓肿、肝脓肿、牙龈感染、腹股沟淋巴结炎、卵巢脓肿、睾丸脓肿和坏死性筋膜炎等其他器官的感染症状。侵袭性肺炎球菌性疾病的症状比较严重，是导致全球5岁以下儿童死亡的主要原因之一。

非侵袭性肺炎球菌性疾病是指肺炎链球菌感染到原本与外环境相通的部位所引起的疾病，主要包括急性中耳炎、鼻窦炎和非菌血症性肺炎等。非侵袭性肺炎球菌性疾病的危害虽然不如侵袭性肺炎球菌性疾病严重，但患病概率比较大，疾病负担也不能忽视。

儿童和成人都会感染肺炎球菌性疾病

儿童感染肺炎球菌性疾病的危险因素有：

（1）年龄小于2岁。

（2）处于托幼机构等集体单位。

（3）患有镰状细胞病、艾滋病病毒（HIV）感染和慢性心肺病等。

（4）植入人工耳蜗或脑脊液漏。

（5）早产儿、出生体重低、缺少母乳喂养、营养缺乏以及室内空气污染等。

（6）暴露于吸烟环境及多子女的家庭。

成人感染肺炎球菌性疾病的危险因素有：

（1）年龄大于65岁。

（2）年龄在19～64岁同时伴有慢性呼吸道疾病（尤其是慢性阻塞性肺疾病和哮喘病人）、慢性心脏病、糖尿病、慢性肝病和肝硬化、慢性肾功能衰竭及肾病综合征等疾病。

（3）免疫功能受损【艾滋病病毒（HIV）感染、血液肿瘤、泛发性恶性肿瘤、功能性或解剖性无脾者、脾功能障碍、接受器官和骨髓移植】和免疫抑制药物应用。

（4）植入人工耳蜗或脑脊液漏。

（5）吸烟酗酒。

（6）反复发作呼吸道感染、吞咽障碍、咳嗽反射减退。

（7）医源性因素，如气管插管、气管切开、呼吸机应用、鼻饲管和 H_2 受体阻滞剂[①]的应用和抗生素及激素的不合理应用等。

（8）近期感染流感病毒以及其他呼吸道病毒，大气污染等。

---

① 抑制胃酸分泌的药物。

【肺炎球菌疫苗】

肺炎球菌疫苗分两类

现行的肺炎球菌疫苗有两种：肺炎球菌多糖疫苗和肺炎球菌多糖结合疫苗。

截至2018年12月，我国批准上市的肺炎球菌疫苗为23价肺炎球菌多糖疫苗（PPV23）和13价肺炎球菌多糖结合疫苗（PCV13）。PPV23覆盖的血清型包括1、2、3、4、5、6B、7F、8、9N、9V、10A、11A、12F、14、15B、17F、18C、19A、19F、20、22F、23F和33F型；PCV13覆盖的血清型包括1、3、4、5、6A、6B、7F、9V、14、18C、19A、19F和23F型。

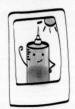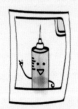

肺炎球菌疫苗分两类

两种疫苗适用于不同人群

PPV23 适用于 2 岁以上患肺炎球菌性疾病风险增加的人群，重点有以下几种：

（1）老年人。

（2）患有慢性心血管疾病（包括充血性心力衰竭和心肌病）、慢性肺疾病（包括慢阻肺和肺气肿）或糖尿病的人。

（3）患酒精中毒、慢性肝脏疾病（包括肝硬化）及脑脊液漏的人。

（4）功能性或解剖性无脾的人（包括镰状细胞病和脾切除）。

（5）免疫功能受损的人（包括艾滋病感染者、白血病、淋巴瘤、何杰金病①、多发性骨髓瘤、一般恶性肿瘤、慢性肾衰或肾病综合征病人）、进行免疫抑制性化疗（包括皮质激素类）的人以及接受器官或骨髓移植的人。

PCV13 目前（截至 2019 年 11 月）批准的适用人群为 6 周~15 个月大的婴幼儿。

---

① 又称霍奇金淋巴瘤，是一种恶性肿瘤。

两种疫苗接种的时间不同

PCV13 的免疫接种程序为：宝宝 2、4、6 个月时进行基础免疫，12~15 个月时进行加强免疫；在基础免疫中，首剂疫苗最早可以在宝宝 6 周大时接种，之后的各剂次间隔 4~8 周。疫苗的接种方式是肌内注射，婴儿最好在大腿前外侧（股外侧肌）接种，幼儿最好在上臂处（三角肌）接种。

PPV23 通常只接种 1 剂次，复种需要按照说明书的要求进行，复种的间隔至少为 5 年。疫苗的接种方式为肌内注射，部位在上臂外侧。

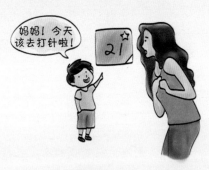

妈妈！今天该去打针啦！

疫苗复种需要按照说明书的要求进行

健康儿童也要接种肺炎球菌疫苗

疫苗是预防疾病最有效和最经济的措施，不仅体弱多病的儿童需要接种，体质较好的儿童也需要接种疫苗来预防疾病。

成年人可以接种肺炎球菌疫苗

目前，我国成年人可以选择接种的肺炎球菌疫苗为 PPV23，它适用于 2 岁以上（包括 2 岁）感染肺炎链球菌以及患肺炎球菌性疾病风险增加的人群。

肺炎球菌疫苗不能随便接种

接种肺炎球菌疫苗有以下几种禁忌证：

（1）对疫苗中的任何成分过敏。

（2）患有中度或重症的急性疾病。

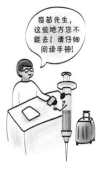

肺炎球菌疫苗不能
随便接种

另外，接种肺炎球菌疫苗还有一些注意事项：

（1）严禁静脉注射。

（2）患有血小板减少症、凝血障碍或正在接受抗凝血剂治疗的人在进行肌内注射时应保持谨慎，在治疗后尽早接种，接种时用更小的针头，接种后按压注射部位2分钟以上，但不要揉搓。

（3）疫苗只对本身所含的血清型具有预防作用，不能预防疫苗以外的血清型和其他微生物导致的侵袭性疾病、肺炎或中耳炎。

（4）疫苗不能保证所有受种者都不会患病。

（5）对正在进行免疫抑制治疗或有免疫功能障碍的人来说，疫苗可能无法达到预期的效果。

（6）2岁以下（不包括2岁）的婴幼儿最好不要使用PPV23。

（7）接种疫苗时，应备有肾上腺素等药物，发生严重过敏反应时可以用来急救。受种者在注射疫苗后，应留在现场观察至少30分钟。

接种肺炎球菌疫苗后有轻微不良反应

　　根据临床试验、观察和文献回顾，PCV13 和 PPV23 疫苗不管是单独接种，还是与其他疫苗同时接种或复种的安全性都良好。接种疫苗后，接种部位疼痛和红肿等是常见的局部反应，另外还有发热这样常见的全身反应，但症状都比较轻微，而且具有自限性。为安全起见，接种者在接种疫苗后要观察 30 分钟才能离开接种单位。

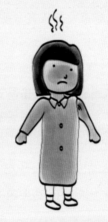

接种肺炎球菌疫苗后有轻微不良反应

· 10 ·
水痘和水痘疫苗

【水痘】

起水痘，往往是被别人传染的

有一种病毒，它的名字叫"水痘－带状疱疹病毒"，喜欢寄宿在人类身上，而第一次被它寄宿的人就会得水痘。

得了水痘和带状疱疹的人是病毒的"帮凶"，他们皮疹里的疱液、病变的黏膜、血液和呼吸道的分泌物都可能是病毒的"巢穴"，病毒颗粒通过他们皮肤破损的地方向外传播。这些病毒活跃在病人呼出的空气和喷出的唾液飞沫里，也活跃在被他们污染过的物品上。

水痘发病往往不挑季节，但高峰期集中在冬天和春天。

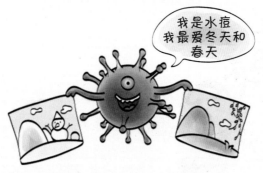

水痘发病高峰期集中在冬天和春天

成年人也会起水痘

　　水痘－带状疱疹病毒对人类的"喜爱"不分年龄，不过它们确实更喜欢小孩子，尤其是 10 岁以下的儿童。

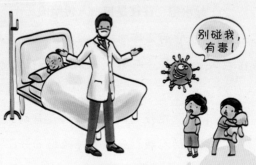

水痘－带状疱疹病毒更喜欢小孩子

　　但这并不意味着成年人就能逃过病毒的侵袭，事实上，成年人一旦感染病毒，后果会比儿童更加严重。

　　儿童感染水痘－带状疱疹病毒后，上呼吸道会产生病变，出现发热、身体不适等症状；1~2 天之后又会出现皮疹，如米粒大小的斑丘疹、连成一片的疱疹、会结痂的痂疹等，这些皮疹呈现由外向内分布的趋势，主要长在儿童的胸、腹和背部，四肢上比较少见。

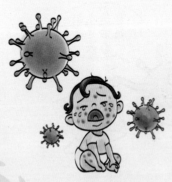

感染水痘－带状疱疹病毒后
会出现皮疹

而成人感染了水痘－带状疱疹病毒后，会出现严重的高热、头痛、全身中毒等症状，皮疹的数量也会更多，还会出现肺炎、脑炎这些危险的并发症。如果病人得不到及时的治疗，甚至有可能引起败血症，从而危及生命。

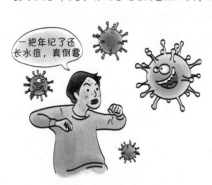

一把年纪了还长水痘，真倒霉

成人感染了水痘－带状疱疹病毒后
皮疹的数量会更多

另外，准妈妈们若在妊娠期感染了水痘－带状疱疹病毒，有可能会引起胎儿的畸形、早产或死胎。

幸运的是，水痘是自限性疾病，一般不会在皮肤上留下难看的瘢痕，病人在痊愈以后就能获得对病毒的终身免疫。不过，有的时候病毒会悄悄地藏在人类的神经节里等待机会，多年以后再次发病，这种情况也多出现在成年人身上。

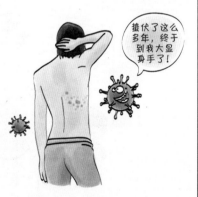

蛰伏了这么多年，终于到我大显身手了！

病毒可能会"藏起来"，多年后再发病

起水痘了，赶紧隔离

目前还没有针对水痘的特效治疗方法，如果起了水痘，病人只能注意不要抓搔皮肤，尽量保持皮肤的清洁。一旦水痘被抓破，皮肤上就会留下难看的痘印。

感染了水痘的病人应该尽早隔离，直到皮肤上的皮疹全部结痂为止才能出来，隔离时间至少要持续两星期。和病人接触过的人也要一同隔离，时间一般为3周。

如果不小心得了水痘，病人一定要注意自己的个人卫生，勤换洗衣服、勤剪指甲，尽量不要去抓挠水痘。播散型水痘①和水痘性肺炎、脑炎的病人一定要及早住院治疗，因为医院的环境更有利于病情恢复，也能降低病死率。

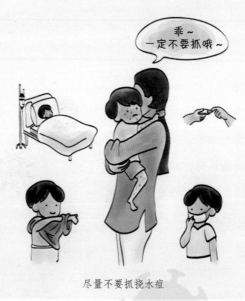

尽量不要抓挠水痘

---

① 水痘不结痂并持续有疱液渗出，陆续向全身发展。

"水痘"、"牛痘"傻傻分不清楚

水痘和牛痘虽然长得很像，但其实它们的感染源不同，是完全不一样的两种疾病。

我们刚刚提到，水痘是由水痘－带状疱疹病毒引起的，比较容易发生在儿童身上，偶尔会感染成年人。

而牛痘是由天花病毒引起的，本来是发生在牛身上的一种疾病，生病的牛和人接触后就会传染给人类。现如今天花病毒基本都被人类消灭了，剩下的也只在某些实验室里存在，不会再感染人了。

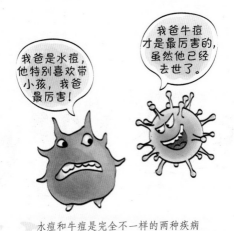

水痘和牛痘是完全不一样的两种疾病

【水痘疫苗】

水痘疫苗更适合儿童

由于"水痘－带状疱疹病毒"主要感染的是儿童，所以疫苗也主要用在没有得过水痘的健康儿童身上，成年人不必接种。

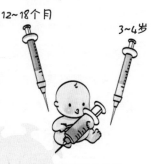

水痘疫苗更适合儿童

另外，我国禁止各种免疫力低下的人群接种水痘疫苗，比如有免疫缺陷、正在接受免疫治疗、有脑病和癫痫等神经系统疾病或正在经历急性疾病和严重的慢性疾病的人。

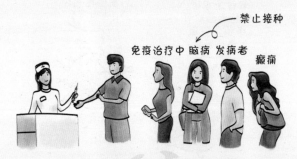

禁止各种免疫力低下的人群接种水痘疫苗

接种疫苗的年龄应在 12 岁以下

水痘疫苗的适宜接种年龄在 12 岁以下，一共需要接种两剂次，第 1 剂次的接种时间是 12~18 个月，第 2 剂次的接种时间是 3~4 岁，两个剂次之间的间隔时间不能少于 3 个月。

接种疫苗后的不良反应很少见

目前我国的各项官方研究数据都表明，水痘疫苗接种后的常见不良反应是触痛、红肿、发热和轻度皮疹，而且症状都非常轻微。这些不良反应多出现在第 1 剂次疫苗接种之后，第 2 剂次接种后尚没有出现不良反应增多的现象。

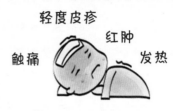

水痘疫苗接种后的常见不良反应

出过水痘的孩子不需要接种疫苗

得过水痘的儿童会获得长时间甚至是终身的免疫能力，一般是不会再得水痘的，所以不需要打水痘疫苗。

但是，也有少部分病人会再次得水痘，这可能与他们免疫力的下降有关。另外如果病人的年龄比较小，可能在第一次得水痘时被来自妈妈身体里的抗体保护，他们自身对病毒的免疫水平还是很低，很可能再次被病毒感染，这样的病人还是要接种水痘疫苗的。

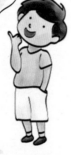

我出过水痘，妈妈说可以不用打针了，好开心！

出过水痘的孩子不需要接种疫苗

· 11 ·
轮状病毒和轮状病毒疫苗

【轮状病毒】

腹泻的"幕后黑手"——轮状病毒

　　轮状病毒是全球婴幼儿严重腹泻病最常见的病因，主要发生在 1 岁以下的儿童当中。据世界卫生组织估计，2008 年全球轮状病毒胃肠炎引起的儿童死亡约有 45.3 万例，占所有儿童死亡数的 5%。

　　轮状病毒引发的腹泻潜伏期一般为 1～3 天，大多数人起病都很突然，每天大便 3～10 次，甚至 10 次以上；大便急且量多，表现为黄色或黄绿色的稀水样或蛋花样，偶尔会有黏液，无脓血，同时伴有腹胀和肠鸣等。刚开始发病的 1～2 天内还常有呕吐和发热，伴有上呼吸道感染症状。

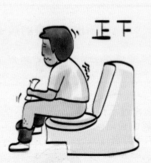

感染轮状病毒会引发腹泻

　　轮状病毒引发的肠炎具有轻重不同的临床表现。症状轻的人仅有轻微腹泻，没有发热等明显症状。症状重的人由于持续的呕吐、水样腹泻和发热，会导致不同程度的脱水、电解质紊乱、代谢性酸中毒、甚至肠套叠①等症状。

————————————
① 指一段肠管套入与其相连的肠腔内，并导致肠内容物通过障碍。

轮状病毒感染除了会引起呕吐、腹泻等胃肠道症状，还可能会引起呼吸道症状（40%的患病儿童有咳嗽）、中枢神经系统症状（如热惊厥）、心脏受损（心肌受累、心律不齐、心音低钝等）和肝胆损害等。

搞好个人卫生，防止轮状病毒感染

轮状病毒感染性腹泻是一种常见的传染病。轮状病毒总共有8种类型，分别是A、B、C、D、E、F、G与H，其中A是最为常见的一种，超过90%的人类轮状病毒感染是由它造成的。轮状病毒的传播途径主要是粪口传播和接触传播，也可以通过污染物品或者气溶胶[①]的方式进行传播。轮状病毒感染发生的范围比较广，清洁的水供应和良好的卫生条件能有效阻止轮状病毒的传播。

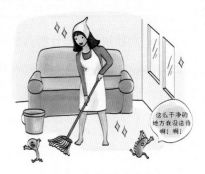

这么干净的地方我还这待啊！啊！

良好的卫生条件能有效阻止
轮状病毒的传播

在温带地区，轮状病毒胃肠炎发病主要集中在冬季，在热带地区则全年都可发病。轮状病毒感染没有特定的对象，任何人都可能会感染，但严重的轮状病毒胃肠炎多发生在6～24个月大的儿童身上。

---

① 指固体或液体微粒稳定地悬浮于气体介质中形成的分散体系，比如天空中的云、雾、尘埃和工业上的燃料烟等。

轮状病毒腹泻与普通腹泻要区分

轮状病毒所引起的腹泻与普通腹泻是不一样的，实验室检测是区分它们的方法，主要包括电镜法、病毒分离培养法、免疫学和分子生物学检测等。

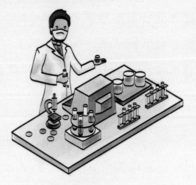

实验室检测是区分轮状病毒腹泻与普通腹泻的方法

轮状病毒感染性腹泻是可以痊愈的

轮状病毒感染引起的胃肠症状通常会自己消失，短则持续3~7天，长则持续2~3周，因此现有的治疗措施都是针对疾病症状的治疗，还没有针对病毒的特殊治疗。主要的治疗措施与其他儿童腹泻的治疗措施相似，包括补液和补锌，补液可以防止病人出现脱水，补锌可以降低腹泻的严重程度和减少持续时间。

儿童出现轮状病毒性腹泻症状时，应该继续摄入健康的饮食，比如母乳、牛奶和辅食等等，这有助于液体从肠道吸收进入血液，帮助儿童保持营养状态和抗感染能力。

【轮状病毒疫苗】

接种轮状病毒疫苗要趁早

轮状病毒疫苗主要针对的人群是婴幼儿，成人是不必接种疫苗的。因为婴幼儿的身体还没有相关的免疫能力，而成人在长大的过程中，身体通过自然感染轮状病毒会获得一定的免疫力。

目前我国上市使用的轮状病毒疫苗有两种：国产单价疫苗和进口五价疫苗，而且都是口服疫苗。

单价疫苗覆盖的病毒种类只有 1 种（P[10]G15），接种程序为：年龄在 2 个月～3 岁的婴幼儿，2 个月后接种第 1 剂，之后的每剂需要间隔 12 个月，总共接种不超过 3 剂。

五价疫苗覆盖的病毒种类有 5 种（G1、G2、G3、G4、P[8]），接种程序为：6～12 周时接种第 1 剂，之后的每剂需要间隔 4～10 周，第 3 剂接种时间不晚于 32 周，总共接种 3 剂。

不能接种轮状病毒疫苗的那些人

不能接种单价轮状病毒疫苗的人有：

（1）身体不适、发热、腋温达到 37.5℃以上的人。

（2）有急性传染病或其他严重疾病的人。

（3）有免疫缺陷或接受免疫抑制治疗的人。

（4）对庆大霉素过敏的人。

不能接种单价轮状病毒疫苗的人

不能接种五价轮状病毒疫苗的人有：

（1）对产品任何成分出现过敏反应或疑似过敏反应的人。

（2）有严重的联合免疫缺陷疾病及肠套叠症状的人。

对产品任何成分出现过敏反应/疑似过敏症状的婴儿不应继续接种剩余剂次。

严重联合免疫缺陷疾病及肠套叠既往史婴儿严禁接种。

不能接种五价轮状病毒疫苗的人

接种轮状病毒疫苗一般没有不良反应

单价轮状病毒疫苗在口服后一般没有不良反应，偶尔会有轻微的低热、呕吐、腹泻和皮疹，但大多是一过性的，一般不需要特殊处理，必要时可以进行对症治疗。

五价轮状病毒疫苗在口服后的不良反应也很轻微，主要是胃肠道和呼吸道的一过性症状，罕见的情况下会出现肠套叠。

轮状病毒疫苗可以和别的疫苗一起接种

世界卫生组织的文件表明，口服轮状病毒疫苗可以与儿童免疫程序中的其他疫苗同时接种，疫苗间的免疫原性和安全性不相互干扰。

· 12 ·
狂犬病和狂犬病疫苗

【狂犬病】

治不好的狂犬病

狂犬病是由狂犬病毒引发的一种急性脑炎，按照临床表现可以分为"躁狂型"和"麻痹型"，前者的典型症状是极度恐惧、恐水、怕风、咽肌痉挛、呼吸困难、排尿排便困难及多汗流涎等；后者的症状多为肢体软瘫。

狂犬病的潜伏期通常是1~3个月，1周以内发病或者1年以上再发病的情况都极为罕见。但是，狂犬病是治不好的，病人一旦发病，几乎100%会死亡。据报道，现存的狂犬病幸存者仅有十多个人，而且都留下了严重的神经系统后遗症。

尽管狂犬病具有致死性，但却是可以有效预防的。

能传播狂犬病毒的动物不只是狗

虽说目前在全球范围内有99%以上的人类狂犬病是由狗导致的，但并不是只有狗才会携带狂犬病毒。

狗和猫等食肉目和蝙蝠等翼手目动物是狂犬病的自然宿主，其中狗是最主要的传染源（占95%以上），其次就是猫。鼬獾、红狐、貉和狼等野生的食肉动物也是狂犬病的传染源，最罕见的传染源是蝙蝠。

牛、羊、马、猪等家畜和兔、鼠等动物传染狂犬病的风险比较低，而禽类、鱼类、昆虫、蜥蜴、乌龟和蛇等则不会传播狂犬病毒。

与其养狗不如养我！

禽类、鱼类、昆虫、蜥蜴、乌龟和蛇等不会传播狂犬病毒

狂犬病有多种传染途径

狂犬病是一种人畜共患的传染病，主要通过直接接触传播，常见的感染方式有：被发病动物咬伤、抓伤；破损的皮肤（包括新鲜或尚未愈合的伤口）或黏膜（包括完整的黏膜，如口腔、会阴等）被发病动物舔舐；对狂犬病动物解剖、宰杀及剥皮；食用死于狂犬病的动物的生肉（彻底煮熟的动物肉和经巴氏消毒的奶不会传播狂犬病）等。

另外还有几种极特殊的情况也有可能感染狂犬病，如在实验室操作含有大量狂犬病活病毒的材料，或在有狂犬病蝙蝠的洞穴中活动。人与人之间传播狂犬病毒在移植狂犬病人的器官后出现过；另有报道南京市的一名父亲用嘴吸吮儿子被疯狗咬伤的伤口里的"毒血"，之后没有进行暴露预防处置，感染得狂犬病死亡；此外还未发现其他人传人的病例。

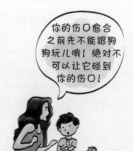

你的伤口愈合之前先不能跟狗狗玩儿哦！绝对不可以让它碰到你的伤口！

破损的皮肤被发病动物舔舐可能感染狂犬病毒

狂犬病的高发季是夏季和秋季

狂犬病在全年都可以发病，尤其集中在夏秋季节，纬度越高（越寒冷）的地区季节性越明显，发病也越集中。

被动物咬伤了，赶紧打狂犬病疫苗

如果不慎被猫狗抓伤或咬伤，一定要抓紧打疫苗。打疫苗的地方在狂犬病暴露预防处置门诊（也叫犬伤门诊），一般设置在医院急诊科或者疾病预防控制中心。在各地的疾病预防控制中心网站上能查到当地犬伤门诊的地点列表。或者可以拨打健康咨询热线电话12320询问。

伤口消毒要及时

被猫狗抓伤、咬伤后，正确和及时的伤口处理与注射疫苗具有同样的重要性。

应及时去犬伤门诊（一般设置在医院急诊科或者疾病预防控制中心）处理伤口。如果距离犬伤门诊路途遥远，并且不是处于危及生命的严重状态，建议先自行清洗伤口，之后及时到犬伤门诊接受规范的暴露预防处置。

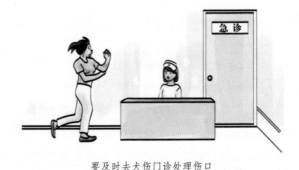

要及时去犬伤门诊处理伤口

正确清洗伤口的方法是：用肥皂水（或其他弱碱性清洗剂）和一定压力的流动清水（如自来水管）交替清洗被抓伤和咬伤的地方，每处至少冲洗15分钟。

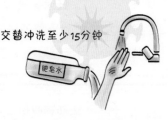

交替冲洗至少15分钟

要对伤口进行彻底地冲洗和消毒

自行冲洗伤口后，也需要去专业机构进行后续伤口处理。用稀碘伏（0.025%～0.05%）、苯扎氯铵（0.005%～0.01%）或其他具有病毒灭活效力的皮肤黏膜消毒剂消毒并清除坏死的组织。

【狂犬病疫苗】

打狂犬病疫苗要分"暴露前"和"暴露后"

根据免疫时机，狂犬病疫苗的应用分为暴露前预防和暴露后预防。

狂犬病暴露有两种情况，一是被狂犬或疑似狂犬，还有不能确定是否健康的狂犬病宿主动物抓伤、咬伤、舔舐黏膜或者皮肤破损处；二是开放性伤口、黏膜接触了可能感染狂犬病毒的动物的唾液及组织。

狂犬病暴露有3个等级：

（1）Ⅰ级暴露：完好的皮肤接触动物及动物分泌物。

（2）Ⅱ级暴露：无明显出血的咬伤、抓伤、伤口或已闭合但未完全愈合的伤口接触动物及其分泌物或排泄物。

（3）Ⅲ级暴露：穿透性的皮肤咬伤或抓伤，有明显出血；尚未闭合的伤口或黏膜接触动物及其分泌物或排泄物；暴露于蝙蝠。

根据等级不同，暴露后的预防措施也不同：

（1）Ⅰ级暴露：认真清洗暴露部位。

（2）Ⅱ级暴露：立即处理伤口并接种疫苗，必要时注射狂犬病被动免疫制剂。

（3）Ⅲ级暴露：立即处理伤口并注射被动免疫制剂，接种疫苗。

而暴露前的预防措施则不必大规模使用，除非是持续、频繁暴露于狂犬病危险环境下的人，比如接触狂犬病毒的实验室工作人员、可能涉及狂犬病人管理的医护人员、狂犬病人密切接触的人、兽医、猎人、动物驯养师以及经常接触动物的农学院学生等。此外，一些到偏远地区旅行的游客难以获得及时的暴露后预防处置，而且存在暴露的风险，也可以进行暴露前预防接种，即在旅行前接种狂犬病疫苗。

狂犬病疫苗也分为暴露前和暴露后：

（1）暴露后需要尽早接种疫苗，接种的程序有2种，即"5针法程序"和"2-1-1程序"。前者是在暴露的第0、3、7、14和28天各接种1剂疫苗，总共接种5剂；后者是在暴露的第0天接种2剂，第7天和第21天各接种1剂，总共接种4剂。

（2）暴露前的疫苗要在第0天和第7天分别接种1剂，总共接种2剂。

目前我国所有上市的狂犬病疫苗都是需要肌内注射的，2岁及以上的人注射部位在上臂处，2岁以下的儿童则在大腿外侧。

基本所有人都能接种狂犬病疫苗

由于狂犬病是致死性的疾病，人在暴露后一定要按程序尽快接种狂犬病疫苗，没有任何禁忌，所有人（包括孕妇、哺乳期妇女、婴幼儿和老人以及免疫缺陷病人）均可接种狂犬病疫苗，但接种前应充分告知医生自己的基本情况（如有无严重过敏史和其他严重疾病等）。不过，即使有的人存在不适合接种疫苗的情况，发生了狂犬病暴露后也应在医护人员的严密监护下接种疫苗。

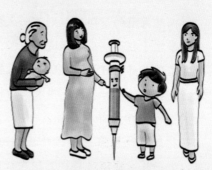

基本所有人均可接种狂犬病疫苗

需要在暴露前接种狂犬病疫苗的人一定要按照医生的指导进行。另外正在妊娠、患急性发热性疾病、处于急性疾病和慢性疾病的活动期以及使用类固醇和免疫抑制剂的人可以酌情推迟暴露前免疫。

接种狂犬病疫苗后可能会有轻微的不适

接种疫苗后 24 小时内，注射部位可能会出现红肿、疼痛和发痒等局部反应，一般不用处理就可以自行缓解；有时还会有轻度发热、无力、头痛、眩晕、关节痛、肌肉痛、呕吐和腹痛等全身性症状，也不需处理就可以自行消退；中度发热、过敏性皮疹等不良反应比较罕见，过敏性休克更是极为罕见的症状，一般会在注射疫苗后数分钟至数十分钟内发生，因此建议接种疫苗后在医院观察半小时再离开。

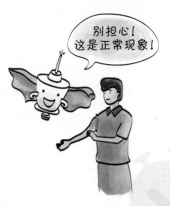

别担心！这是正常现象！

接种狂犬病疫苗后会有轻微的不适

狂犬病疫苗"不够"，免疫制剂来"凑"

当出现以下任意一种情况时，除接种狂犬病疫苗外还需要注射狂犬病被动免疫制剂，以快速产生保护性抗体：

（1）首次出现暴露的Ⅲ级暴露。

（2）患有严重免疫缺陷、长期大量使用免疫抑制剂的Ⅱ级暴露者。

（3）首次暴露未使用被动免疫制剂，7 天内再次暴露的Ⅲ级暴露者。

（4）干细胞移植后暴露的Ⅱ级及Ⅲ级暴露者。

狂犬病疫苗并不能"一劳永逸"

如果接种过狂犬病疫苗后再次暴露于狂犬病毒下，是否需要再次接种疫苗就要分情况了。打完狂犬病疫苗最后一针后3个月内再次暴露的人，不需要重复接种疫苗；超过3个月再次暴露的人，要在暴露后的第0天和第3天各接种1剂疫苗。

完成了至少2剂狂犬病疫苗接种的人，除了接种后出现严重异常反应的，再次暴露于病毒下时都不需要使用被动免疫制剂。需要提醒的是，任何一次暴露后都应及时进行规范的伤口处理。

被咬伤后没有发病，也要接种狂犬病疫苗

虽然狂犬病潜伏期通常为1~3个月，但也有超过1年的病例，鉴于狂犬病几乎100%的死亡率，即使被咬伤后几个月都没有发病，也要接种狂犬病疫苗。

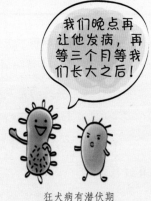

狂犬病有潜伏期

狂犬病疫苗有一针忘记打，下一针也要推迟

按照免疫程序进行接种，对人体产生抵抗狂犬病的免疫力来说非常关键，所以疫苗接种要严格按照程序完成。

如果因为种种原因导致接种延迟了，剩下的剂次也要进行相应的推迟，不需要重新开始接种，也不允许提前接种。

狂犬病疫苗接种不及时，后果很严重！

被猫狗等动物伤到后，立刻接种疫苗是可以有效预防狂犬病发生的，但是就医延迟、有未被观察到的伤口、病毒直接侵袭神经、病人不遵守接种程序以及病人的免疫力极其低下等因素都可能会导致疫苗起不到保护作用。另外，如果头面部被咬伤，感染病毒量大，病毒可以快速侵犯人的中枢神经系统，潜伏期可缩短至几天，病人在疫苗生效前就可能会发病，导致免疫失败，当然这种情况比较罕见。

狂犬病死亡主要是发生在那些无法获得及时和有效的狂犬病暴露预防处置的人群当中，因此如果有感染狂犬病毒的可能，应尽早到犬伤门诊进行规范的暴露预防处置，并全程接种狂犬病疫苗。

被"主子"抓了，不一定要打狂犬病疫苗

如果被猫抓了，首先要判断自己的暴露等级，皮肤完整无破损的话属于Ⅰ级暴露，只需要清洗被抓挠的部位，不需要打疫苗；皮肤破损未出血则需要在进行伤口处理后接种疫苗。

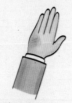
清洗抓挠部位

初步处理伤口并接种疫苗

被猫抓了，要判断自己的暴露等级

被打过疫苗的狗咬了，最好也要接种狂犬病疫苗

很多家养的狗都会定期注射狂犬病疫苗，但这并不等于狂犬病毒能够100%被隔绝，要综合当地狂犬病的流行情况来判断狗是否健康。如果不能确定狗的健康，要立即去打狂犬病疫苗。

· 13 ·
HPV 和 HPV 疫苗

【HPV】

HPV 最爱"攻击"生殖系统

HPV 是人乳头瘤病毒（human papilloma virus）的缩写，它是一组主要侵犯人体皮肤黏膜的 DNA 病毒。根据其诱导癌症的潜力，HPV 被划分为高危基因型组和低危基因型组。

HPV 感染常常与人的生殖系统相关，是生殖器官里最常见的病毒性感染。这种感染一般发生在人的黏膜内部，能够引发一系列疾病。实践证明，HPV 中至少有 12 个型别可以引起宫颈癌或其他的生殖器癌，还可以引起口咽部癌症。

不过绝大多数 HPV 感染是没有症状的，感染后 1~2 年病毒会自行消退，但 HPV 的持续性感染可能会发展成为生殖器疣[①]或癌前鳞状上皮病变。得了生殖器疣的病人，他们的宫颈、尿道、腹股沟和大腿上部会出现湿疣；癌前鳞状上皮病变在感染部位（通常是生殖道）能够发展为侵袭性的癌症，病人大部分是没有症状的，但部分病人会出现瘙痒、烧灼感、疼痛、出血和触痛症状。

复发性呼吸道乳头瘤病在婴儿和 5 岁以下的儿童中最常见，他们很多是在阴道分娩期间被母亲感染，表现为声音嘶哑、哭声无力、喘鸣、喂养困难和发育迟缓。

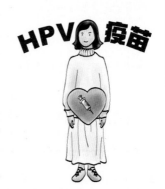

HPV 感染常常与人的生殖系统相关

[①] 生殖器或肛周有丘疹、赘生物，表面粗糙角化。

随"性"而为的 HPV

最常见的 HPV 传播途径是性交（包括口交、肛交），有性生活史的男性和女性普遍易感，且性伴侣的数量越多，HPV 也越容易传播。男男同性恋人群中 HPV 感染和 HPV 相关疾病的患病率都较高。此外，接触被病毒感染的生殖器皮肤、黏膜或体液也容易感染 HPV。

与生殖系统感染相比，口腔部位感染比较少见，而且似乎大多数口腔部位感染都是经过性接触传播的，口交及阴道性伴侣的数量越多，感染风险越高。

HPV 也有非性传播途径，比如婴儿通过感染的产道、皮肤擦伤等途径感染。

感染了 HPV，不一定就会得宫颈癌

HPV 是一系列男性和女性疾病的原因，包括癌前病变。大多数的 HPV 感染没有症状，而且可以自发痊愈，但持续感染 HPV 可能就会引发一系列疾病，女性持续感染 HPV 可能会导致宫颈癌。HPV 感染也与男女口腔癌、肛门癌和一些生殖器疣等疾病有关联。

据世界卫生组织估计，全球妇女的 HPV 感染率大约为 11.7%。中国医学科学院肿瘤研究所、中国癌症基金会等研究单位自 2004 年起，开展了中国妇女 HPV 感染和子宫颈癌（以人群为基础）的流行病学调查，共有 8 000 多名妇女参加了该研究，年龄范围从 15 岁至 54 岁。调查发现，我国城市和农村妇女的致癌型 HPV 感染率较高，分别为 15.2% 和 14.6%。

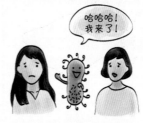

中国城市和农村妇女的致癌型
HPV 感染率较高

目前已经确定的 HPV 型别超过 200 种，分高危型和低危型。国际癌症研究机构定义了 12 个高危型 HPV（16、18、31、33、35、39、45、51、52、56、58 和 59 型）和 2 个低危型 HPV(68 和 73 型)，其中与宫颈癌联系最密切的是 HPV16 和 HPV18 型，全世界超过 70% 的宫颈癌病例都与这两个高危型 HPV 有关。

由于宫颈癌只与 HPV16 和 HPV18 型有密切联系，所以并不是所有感染 HPV 的女性都会得宫颈癌。据调查，大约 80% 有性生活的女性在其一生中至少会感染一种 HPV，其中有一半是高危型 HPV。大多数感染是自限性的，只有高危型 HPV 的持续感染最终才会发展为侵袭性的癌症。

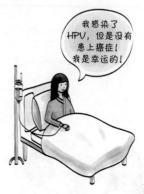

我感染了HPV，但是没有患上癌症！我是幸运的！

感染了 HPV，不一定就会
得官颈癌

在所有感染HPV的女性中，约有5%~10%会发生HPV的持续感染，如果持续时间长达数月或数年，就有可能发展为腺上皮或鳞状上皮内癌前病变。从感染HPV到患上侵袭性癌症，这个过程通常历时约20年或更长。

儿童和男性也会感染HPV

HPV感染会导致一种罕见的疾病——复发性呼吸道乳头状瘤病（RRP）。得了这种疾病的病人，喉部或呼吸道的其他部位会形成疣，可能会引起呼吸道阻塞。这种疾病通常是由感染HPV的女性在围产期垂直传播给孩子的，一般会在儿童时期表现出症状。复发性呼吸道乳头状瘤病是一种难治的疾病，可能需要多次手术干预才能维持呼吸道通畅，而且可能会引起其他的恶变甚至死亡。

除了女性和儿童外，男性也会感染HPV。男性感染HPV后，可能会患上生殖器疣、生殖系统及其他系统癌症，比如肛门癌、阴茎癌和口咽癌。男性感染HPV的危险因素与女性类似，男男同性恋人群中HPV感染和HPV相关疾病的患病率都较高。

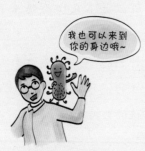

我也可以来到你的身边哦~

男性也会感染 HPV

HPV 感染可以自愈

目前还没有针对 HPV 的特异性治疗方法，不过大多数 HPV 感染是自限性的，仅会导致低度的宫颈病变，并能在 6～12 个月内自行清除。

【HPV 疫苗】

HPV 疫苗分 3 种，每种各有不同

目前我国上市使用的 HPV 疫苗有 3 种，分别是 2 价 HPV 疫苗（含有 16 和 18 型病毒 L1 蛋白）、4 价 HPV 疫苗（含有 6、11、16 和 18 型病毒 L1 蛋白）和 9 价 HPV 疫苗（含有 6、11、16、18、31、33、45、52 和 58 型），它们包含着不同的 HPV 型别。

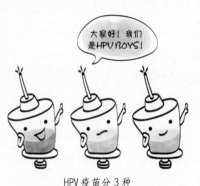

HPV 疫苗分 3 种

这些疫苗针对高危型 HPV 的效果非常显著。实验证明，尚未感染 HPV 的青少年注射这些疫苗，可提供将近 100% 的保护作用，有效防止持续性 HPV16 和 HPV18 型的病毒感染以及由于持续感染引起的宫颈细胞癌变。

根据临床试验和纳入免疫规划后的数据，2价和4价HPV疫苗能够对HPV31、33和45这3种型的病毒感染提供交叉保护（它们与13%的宫颈癌病例相关），9价HPV疫苗对HPV31、33、45、52和58型（它们与18%的宫颈癌病例相关）感染提供直接保护。4价HPV疫苗与2价相比能预防HPV6和HPV11引起的生殖器疣，9价HPV疫苗将预防宫颈癌的比例从70%提高到90%。

进口与本土的HPV疫苗针对的是同样的病毒型别

目前国际癌症研究机构针对HPV定义了12个高危型（16、18、31、33、35、39、45、51、52、56、58和59型）和2个低危型(68和73型)，宫颈癌中检出的HPV中，最常见的是HPV16和HPV18型，全世界超过70%的宫颈癌病例都与持续感染这两个高危型HPV有关。HPV6和HPV11型别是导致生殖器疣的常见型别。

在我国，HPV16和HPV18引起的宫颈癌病例也超过70%，HPV6和HPV11型别也是引起生殖器疣的常见型别。所以不论是进口还是本土的疫苗，它们针对的HPV病毒型别是同样的。

我国的2价HPV疫苗不是被美国淘汰的疫苗

2014年，美国食品药品管理局（FDA）批准9价HPV疫苗上市，这样美国就有2价、4价和9价3种HPV疫苗。根据美国免疫咨询委员会（ACIP）的建议，美国对这3种HPV疫苗的选择没有任何偏好。由于美国疾病预防控制中心与疫苗生产产家协商后，9价疫苗与其他两种疫苗的价格基本一致，因此到2016年美国市场上使用的就都是9价HPV疫苗了，2016年4月以后所有签约合同也只有9价HPV疫苗，也就是说2价和4价HPV疫苗主动退出了美国的市场。

2价和4价HPV疫苗退出美国市场，不是因为疫苗的安全性问题，也不是因为疫苗的效力问题。目前，世界卫生组织关于HPV疫苗的立场文件中，对这3种疫苗的推荐是没有偏好的。

HPV疫苗一共要打3次

目前我国针对HPV疫苗实施的是3剂次接种程序，2价HPV疫苗采用0、1、6个月的程序接种，4价和9价HPV疫苗采用0、2、6个月的程序接种。3种疫苗的接种部位都在上臂处。

HPV 疫苗接种有年龄限制

不同国家或地区对 HPV 疫苗批准的适应证及人群是不同的，在我国，HPV 疫苗适用于 9～45 岁的女性。

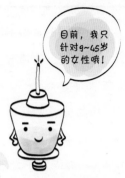

目前，我只针对9～45岁的女性哦！

在中国 HPV 疫苗适用于 9～45 岁的女性

另外，有性生活不是疫苗接种的禁忌证，有性生活史的女性接种也可产生相应的抗体。

针对男性的 HPV 疫苗在我国内地还未获批，目前还不能接种。

不能接种 HPV 疫苗的人

以下人群不能接种 HPV 疫苗：

（1）对疫苗的任一活性成分或辅料严重过敏的人，注射后有超敏反应①症状的人。

（2）有中重度急性疾病的人。

（3）妊娠期妇女。

---

① 超敏反应，又叫变态反应，是抗原刺激人体产生致敏淋巴细胞和或特异性抗体，当抗原再次进入人体后，抗原与抗体或致敏淋巴细胞结合而诱发的一种异常反应。

小朋友可以接种 HPV 疫苗，但有年龄底线

目前中国大陆获批的 2 价 HPV 疫苗的接种年龄下限为 9 岁，4 价 HPV 疫苗为 20 岁，9 价 HPV 疫苗为 16 岁。

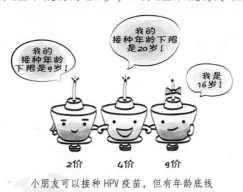

小朋友可以接种 HPV 疫苗，但有年龄底线

为预防宫颈癌，世界卫生组织推荐接种 HPV 疫苗的主要目标人群是性活跃之前的 9~14 岁女孩，也就是说要优先保证此年龄段女孩的接种，优先考虑在这个主要目标人群中普及接种 HPV 疫苗，并逐步提高接种率。15 岁以上的女性，仅在项目可行、可负担、具备成本效益、不影响主要目标人群的接种资源或不影响有效的宫颈癌筛查项目时才推荐接种。

接种 HPV 疫苗没有严重的安全问题

接种 HPV 疫苗后，可能产生的局部反应包括疼痛、红斑和肿胀，全身反应包括头痛、眩晕、肌痛、关节痛和胃肠道症状（恶心、呕吐及腹痛）。疫苗上市后的数据监测显示，全身性反应通常比较轻微并具有自限性。另外 HPV 疫苗也有接种后晕厥的例子，但通过适当的护理可以使这种情况发生的数量减至最少并避免出现并发症。

世界卫生组织疫苗安全咨询委员会认为，现在没有证据表明 HPV 疫苗的使用存在任何安全性问题。日本因部分受种者出现慢性疼痛和其他症状，暂停了在国家免疫规划中对 HPV 疫苗的主动推荐，但其国家级专家委员会和世界卫生组织专家对临床数据进行分析后得出结论，上述症状与 HPV 疫苗接种无关。

接种 HPV 疫苗不会导致癌症

所有的 HPV 疫苗都利用 DNA 重组技术制成，不包含活的生物制品或病毒 DNA，因此没有感染性，接种 HPV 疫苗不会导致癌症。

此外，接种 HPV 疫苗应该也不会影响生育，因为在动物实验中没有发现接种 HPV 疫苗对生殖、妊娠和胚胎发育等发生直接或间接的不良影响。但由于未设立良好的对照研究，作为预防措施，还是不推荐孕妇接种 HPV 疫苗。

HPV 疫苗接种效力持续时间

目前在我国上市的 3 种 HPV 疫苗有不同的效力持续时间：4 价 HPV 疫苗效力持续时间为 10 年，在此期间没有 HPV6、11、16 和 18 相关的宫颈或生殖器疾病的突破病例；2 价 HPV 疫苗预防 HPV16 和 18 感染与宫颈病变的效力也持续 9 年和 10 年；9 价 HPV 疫苗预防感染和宫颈、外阴、阴道病变的效力持续了 6 年。

但是，在世界卫生组织关于 HPV 疫苗的立场文件中，没有推荐再次接种的建议。

已经感染了 HPV，也可以接种疫苗

HPV 感染并不是 HPV 疫苗接种的禁忌证，接种 HPV 疫苗是为了预防接种后的 HPV 感染。所以不论是否有已知的 HPV 感染、HPV 相关的癌前病变或肛门生殖器疣，只要在推荐年龄内都可以接种疫苗。但要注意的是，已经感染 HPV 后接种疫苗是不会对现有的 HPV 感染和 HPV 相关疾病产生任何治疗作用的。

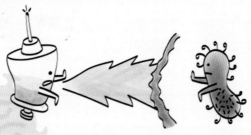

HPV 感染并不是 HPV 疫苗接种的禁忌证

接种 HPV 疫苗后，还是要做宫颈癌筛查

30 岁以上的女性开展宫颈癌筛查是二级宫颈癌预防措施，而接种 HPV 疫苗是一级宫颈癌预防措施，两者的意义不一样，接种疫苗不能完全取代日后的筛查，因为目前疫苗接种并没有普及，宫颈癌的发生率也没有降到低水平。另外现有的 HPV 疫苗并不包括所有的高危 HPV 型别，并且对超出疫苗使用年龄妇女的疾病预防效果也有限。

· 14 ·

流行性出血热和出血热疫苗

【流行性出血热】

小小"鼠辈"惹的祸

流行性出血热又称肾综合征出血热，是危害人类健康的重要传染病，是由流行性出血热病毒（汉坦病毒）引起的，发热、头痛、腰痛、眼眶痛、恶心呕吐及胸闷等是其常见的症状，发热、出血、充血、低血压休克及肾脏损害是其主要的临床表现。

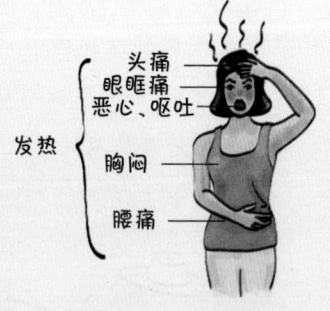

流行性出血热的常见症状

　　流行性出血热是一种传染病，病毒的主要宿主和传染源是小型啮齿动物（包括野鼠及家鼠），病毒能通过它们的血、唾液、尿及粪便排出。鼠向人的直接传播是人类感染的重要途径，已确认的传染方式有4种：吸入病毒污染的气溶胶感染；进食被鼠类携带病毒的排泄物污染的食物感染；被鼠咬伤以及伤口与带病毒的鼠排泄物或血液接触感染；孕妇感染本病后经胎盘感染婴儿。

　　人群对出血热病毒普遍易感，感染后仅部分人发病，大部分呈隐性感染，一般男性青壮年农民和工人发病率高，小孩子虽也易感，但发病的较少。不同人群发病率的高低与接触传染源的机会多少有关。出血热病毒感染者患病后可获得持久免疫，很少有第2次感染发病。

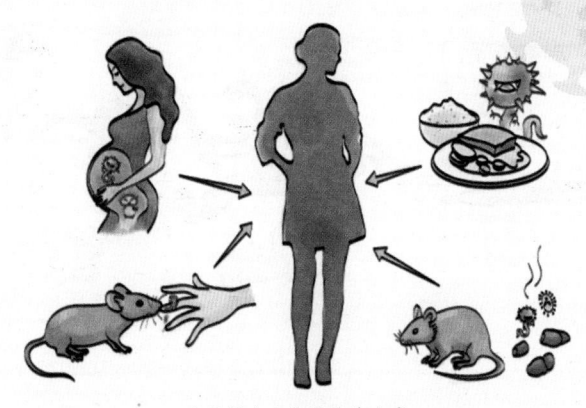

流行性出血热的传染方式

流行性出血热病死率高，很凶险

流行性出血热的病死率高达 20%～90%，整个发病的过程分为 5 个阶段：发热期、低血压休克期、少尿期、多尿期和恢复期。出血热的痊愈时间一般是 2～3 周，具体的时间与感染病毒的型别、病情轻重、治疗迟早及措施是否得当有关。

得了出血热的病人要及时住院隔离治疗和密切观察，遵照医嘱注意各期的正确治疗，补充足够的液体和电解质，补充以等渗液和盐液为主的液体（如平衡盐液和葡萄糖盐水等），以保持身体的水、电解质和酸碱平衡。

体内病毒含量高、肝肾等主要脏器功能损害严重的病人预后比较差。

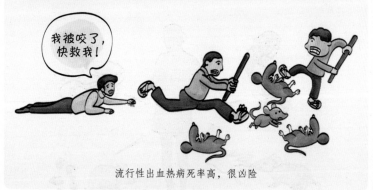

流行性出血热病死率高，很凶险

被老鼠咬伤了，别包扎伤口

如果不慎被老鼠咬伤，要尽快做消毒工作。先用清水和肥皂水冲洗伤口，尽量把老鼠咬破的地方的血液挤出来，然后再使用医用酒精消毒。如果伤口比较小，可以直接用沾了酒精的棉签擦拭，如果伤口比较严重，建议直接在伤口处倒酒精。处理过的伤口不要包扎，要敞开透气，并尽快去医院接受治疗。

一般性的咬伤可以注射狂犬病疫苗、肾综合征出血热灭活疫苗，如果伤口深、比较严重的话可以注射狂犬病免疫球蛋白。

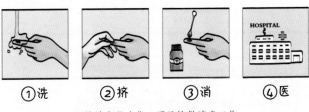

①洗　②挤　③消　④医

不慎被老鼠咬伤，要尽快做消毒工作

【出血热疫苗】

早做预防，别等"鼠辈"欺上门才想起打疫苗

我国目前有3种出血热灭活疫苗，分别是双价肾综合征出血热灭活疫苗（Vero细胞）、双价肾综合征出血热灭活疫苗（地鼠肾细胞）、双价肾综合征出血热灭活疫苗（沙鼠肾细胞）。在我国免疫规划中，这3种疫苗均在使用。

双价疫苗的基础免疫共有2针，于0（当天）、14天（第十五天）各注射1次，1年后再注射1针加强免疫。疫苗的注射部位是上臂外侧，每次注射的剂量为1.0ml。

流行性出血热疫苗适用于肾综合征出血热疫区的居民及进入该地区的人员，主要对象为16～60周岁的高危人群。

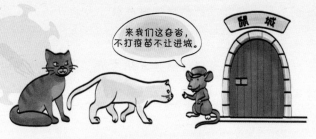

来我们这省，不打疫苗不让进城。

进入疫区要提前接种疫苗

接种出血热疫苗的注意事项

有以下症状或状态的人不宜接种出血热疫苗：

（1）已知对该疫苗所含的任何成分，包括辅料、甲醛以及抗生素过敏的人。

（2）患急性疾病和严重慢性疾病，处于慢性疾病的急性发作期或发热的人。

（3）患未控制的癫痫和其他进行性神经系统疾病的人。

（4）妊娠及哺乳期的妇女。

出血热疫苗注射后一般没有不良反应，个别人会出现疼痛、发痒、红肿等局部反应，还可能会有发热、不适、疲倦等全身症状，一般不需要处理就可自行缓解。少数人会产生皮疹，必要时应接受抗过敏药治疗。因疫苗含有吸附剂，有些接种疫苗的人局部会出现硬结、轻度肿胀和疼痛，但1~3天内就会消退。近几年有过敏性皮疹、过敏性休克、过敏性紫癜和周围神经炎等反应病例出现，但都极为罕见。

家里没有老鼠，也要接种疫苗

有些人认为不生活在农村地区或者家里没老鼠就不需要接种出血热疫苗，但这仅代表与老鼠接触的概率较低，这种情况的人属于出血热的低危人群，不是没有被老鼠咬伤的可能性，所以不能排除感染的可能，最好也要接种疫苗。

为了降低感染出血热病毒的概率，我们在外出前要查询当地信息，如果去的地方是流行性出血热的高流行地区，最好提前注射疫苗。

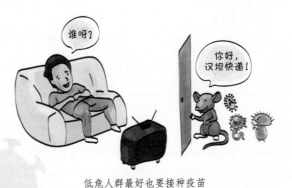

低危人群最好也要接种疫苗

基础接种外再加强免疫 1 针，效果更持久

完成出血热疫苗的基础接种 1 年后最好再加强免疫 1 针，效果会更持久。

我国组织的大规模免疫持久性观察显示，出血热疫苗在基础免疫后 6 年的保护率仍在 92% 以上，一般情况下不需要再重复注射。但每个人的身体情况不同，不能保证接种后都会获得持久免疫甚至终身免疫，如果自身的抗体衰减或者身处疫区，最好实施补种。

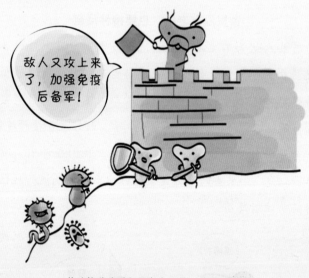

基础接种外再加强免疫 1 针，效果更持久

· 15 ·

炭疽和炭疽疫苗

【炭疽】

"黑色杀手"炭疽

炭疽是由炭疽杆菌所致的一种急性传染病，人接触病畜及其产品、食用病畜的肉类后易发生感染。

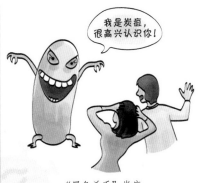

我是炭疽，很高兴认识你！

"黑色杀手"炭疽

炭疽有 3 种临床类型：皮肤炭疽、肺炭疽和肠炭疽。

（1）皮肤炭疽：这种类型最为多见，可分为炭疽痈和恶性水肿两型。皮肤炭疽多见于面、颈、肩、手和脚等裸露部位的皮肤，表现为丘疹、斑疹、水疱，中心区会有出血性坏死、浅小溃疡、黑色似炭块的干痂及炭疽痈等。皮肤炭疽在发病 1~2 日后可能会出现发热、头痛、局部淋巴结肿大及脾肿大等症状。

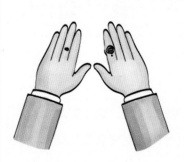

皮肤炭疽

（2）肺炭疽：这种类型大多是原发性的，由吸入炭疽杆菌芽孢所导致，也可继发于皮肤炭疽。它的临床表现为寒颤、高热、气急、呼吸困难、喘鸣、发绀、血样痰及胸痛等，有时在颈、胸部会出现皮下水肿。肺炭疽病人的病情大多比较危重，常常会并发败血症和感染性休克，偶尔也会出现脑膜炎。如果不及时诊断和抢救，病人在急性症状出现24～48小时后会因呼吸、循环衰竭而死亡。

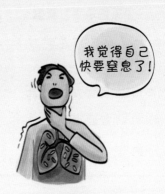

肺炭疽

（3）肠炭疽：这种类型还可以分为急性胃肠炎型和急腹症型。前者的潜伏期为12～18小时，可出现严重呕吐、腹痛和水样腹泻，多于数日内迅速康复；后者起病比较急，有严重毒血症、持续性呕吐、腹泻、血水样便、腹胀和腹痛等症状，腹部有压痛，有时还会有腹膜炎的征兆，若不及时治疗，病人容易由于并发败血症和感染性休克而在病发后3～4日内死亡。

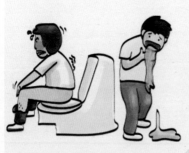

肠炭疽

炭疽——人畜共患的急性传染病

炭疽是由炭疽杆菌所致的一种人畜共患的急性传染病。患病的牛、马、羊和骆驼等食草动物是人类炭疽的主要传染源，其次是猪和狗，它们的皮、毛、肉及骨粉均可携带病菌。炭疽患者的分泌物和排泄物也可检出病菌，但人与人之间的传播极为少见，人感染炭疽杆菌主要通过工业和农业两种方式。接触感染是本病流行的主要途径，皮肤直接接触病畜及其皮毛最易受染；吸入带大量炭疽芽孢的尘埃、气溶胶或进食染菌肉类，可分别发生肺炭疽或肠炭疽；应用未消毒的毛刷，或被带菌的昆虫叮咬，也有可能会致病。

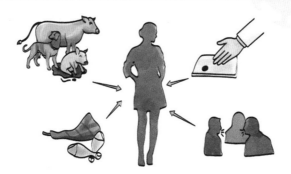

接触感染是炭疽病流行的主要途径

人群对炭疽杆菌普遍易感，易感性主要取决于接触病原体的程度和频率。部分青壮年因职业（农民、牧民、兽医、屠宰场和皮毛加工厂工人等）关系与病畜及其皮毛和排泄物、带芽孢的尘埃等接触机会较多，其发病率也较高。病后可获得持久免疫力。

炭疽全年均可发病，但季节性比较明显，皮肤炭疽以每年7~9月份为发病高峰，肺炭疽则多发生在冬春季。农牧区在7~9月是炭疽的发病高峰，工业区的炭疽发病则无季节性。

"黑色杀手"致死率高，值得警惕

炭疽病的预后视临床类型、诊断与治疗是否及时而不同。

皮肤炭疽的病死率已降低为1%左右，但颈部、面部的皮肤炭疽以及并发败血症或恶性水肿的皮肤炭疽预后较差。

肠炭疽的急腹症型、肺炭疽、继发脑膜炎或败血症的炭疽等，由于病情发展迅速而又较难及早确诊，病死率可高达90%以上，病人常于发病后数日内死亡。

人们对炭疽病感到恐慌的原因大致有三点：炭疽杆菌的生命力强，可释放两种毒素；肺炭疽和肠炭疽的病死率较高；炭疽在世界各地频繁出现暴发流行，特别是发展中国家，每年都有大批的牲畜死亡和一些人类感染事件。我国近几年来每年报告的炭疽发病人数在300~600人，报告病例数逐渐减少，但仍有少数地区出现散发疫情，值得警惕。

做好动物防疫和个人防护可减少炭疽病的发生，及时治疗可以提高炭疽病的治愈率。养成良好的生活习惯、注意个人防护、高危人群预防接种炭疽减毒活疫苗以及疫情后密切接触者应急接种疫苗均可产生良好的预防效果。

随着我国动物检疫的加强及良好卫生习惯的培养，炭疽病例报告数有所下降。在炭疽病中，皮肤炭疽的比例占 90%～95%，其病程短，一般预后良好，肺、肠炭疽及时治疗也可提高治愈率。

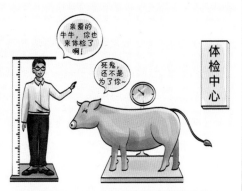

做好动物防疫和个人防护可减少炭疽病的发生

【炭疽疫苗】

"黑色杀手"的制裁者

目前我国使用的炭疽疫苗是皮上划痕人用炭疽活疫苗。

炭疽疫苗的接种方式为在上臂外侧的皮肤上划痕并接种 0.05ml（2 滴），每滴之间相距 3～4cm。接种时，一手将皮肤绷紧，另一手持消毒划痕针在每滴疫苗处作 "#" 字划痕，每条划痕长 1～1.5cm，以划破表皮可见间断小血点为度；再用同一划痕针涂压 10 余次，使疫苗充分进入划痕皮肤，接种后裸露局部 5～10 分钟，再用干棉球擦净。接种后 24 小时划痕局部应有轻微红肿、浸润，若无任何反应（包括创伤反应），应重新接种。

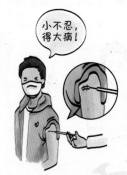

中国使用的炭疽疫苗是皮上划痕人用炭疽活疫苗

炭疽疫苗的主要接种对象为牧民、兽医、屠宰牲畜人员和制革及皮毛加工人员。当炭疽疫情发生时，病人或病畜的间接接触者和疫点周围的高危人群也是接种对象，炭疽流行区的易感人群及参加防治工作的专业人员也要接种疫苗。

不能接种炭疽疫苗的人有：

（1）已知对疫苗中任一成分过敏的人。

（2）患急性疾病和严重慢性疾病，处于慢性疾病的急性发作期或发热的人。

（3）免疫缺陷、免疫功能低下或正在接受免疫抑制剂治疗的人。

（4）处于妊娠期或6个月内的哺乳期妇女。

接种后24小时内在接种部位可出现疼痛、触痛和红肿浸润，划痕处可有轻度浸润，24～30小时后达高峰，多数症状在2～3天内会自行消失。有时可出现一过性轻度发热，持续1～2天可自行缓解，不需特殊处理。若接种后有过度疲劳或过量饮酒，有时可能引起轻度发热或腋下淋巴结轻微肿大。

疫苗接种后1周开始产生免疫力，2周可达到保护水平，半年后抗体浓度开始下降，保护作用约可维持1年，所以有感染危险的人应每年接种1次。

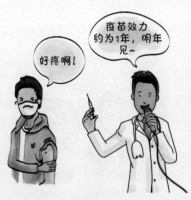

有感染危险的人应每年接种1次
炭疽疫苗

·16·
钩端螺旋体病和钩体疫苗

【钩端螺旋体病】

和"佩奇"、"米奇"亲密接触，小心钩端螺旋体病

钩端螺旋体病（简称钩体病）是由各种不同型别的致病性钩端螺旋体（简称钩体）所引起的一种急性全身性感染性疾病。

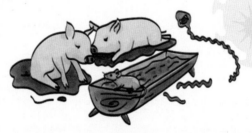

和"佩奇"、"米奇"亲密接触，小心钩端螺旋体病

钩体病的病原是致病性钩体，主要通过动物的尿液传播，与动物有密切接触的人，尤其是与猪和鼠类密切

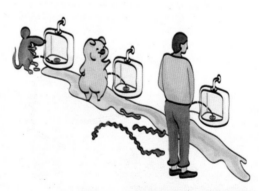

钩体病的病原主要通过动物的尿液传播

接触的人群，都属于特别容易感染钩体病的群体。

轻则治好，重则病死！钩体病轻视不得

　　钩体病的特点是起病急，发病早期有高热、全身酸痛、软弱无力、结膜充血、腓肠肌压痛和表浅淋巴结肿大等症状；中期有肺出血、肺弥漫性出血、心肌炎、溶血性贫血、黄疸、全身出血倾向、肾炎、脑膜炎、呼吸功能衰竭和心力衰竭等症状；晚期大多数病人会康复，少数病人会出现发热、眼葡萄膜炎以及脑动脉闭塞性炎症等多种后发症。其中，肺弥漫性出血、心肌炎、溶血性贫血与肝、肾衰竭是钩体病常见的致死原因。

　　目前，我国对于不同程度和类型的钩体病已经有了相对完善的治疗措施。钩体病有一定的概率会引起并发症，如发热、反应性脑膜炎等，一般对这些症状进行对症治疗就可以在短期内痊愈。因临床类型不同，各地报告本病的预后有很大的差别；轻型病例的预后良好，而重型病例或住院病例的病死率较高。

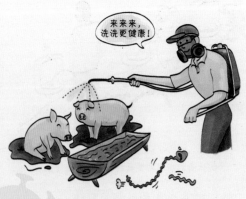

钩体病的预防和管理需要采取综合的措施，这些措施应包括动物宿主的消灭和管理，水源的管理、消毒和个人防护等方面。

钩体病的预防和管理需要采取综合的措施

【钩体疫苗】

钩体疫苗接种攻略，明明白白打预防针

目前全球使用的钩体疫苗有灭活全钩体疫苗、钩体组分疫苗（主要是外膜疫苗）和基因工程疫苗 3 种，我国使用的钩体疫苗是用各地区主要的钩体流行菌型的菌株，经培养杀菌后制成的单价或多价疫苗。

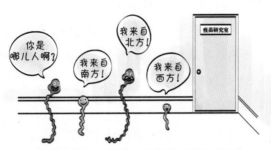

用各地区主要的钩体流行菌型的菌株制成疫苗

钩体疫苗的适用对象是钩端螺旋体病流行地区 7~60 岁的人群。当发生钩体疫情或洪涝灾害，可能导致钩体病暴发流行时，重点人群要进行钩体疫苗应急接种，以预防疾病暴发。

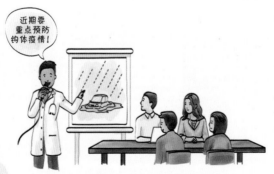

洪涝灾害可能导致钩体病暴发流行

钩体疫苗共需接种 2 次，每次间隔 7～10 天。接种部位在上臂外侧，方式为皮下注射。14～60 岁人群第 1 针注射 0.5ml，第 2 针注射 1.0ml；7～13 岁人群的用量要减半；如果有必要，6 岁以下（包括 6 岁）的儿童也可以依据年龄、体重酌量注射，但不能超过成人剂量的 1/4。

不能接种钩体疫苗的人有：

（1）已知对该疫苗的任何成分过敏的人。

（2）患急性疾病和严重慢性疾病，处于慢性疾病的急性发作期或发热的人。

（3）妊娠和哺乳期妇女。

（4）患脑病、未控制的癫痫和其他进行性神经系统疾病的人。

接种钩体疫苗后的反应一般比较轻微，可能会有发热及局部疼痛、触痛和红肿症状，多数在 2～3 天内就会自行消退，过敏性皮疹等异常反应非常罕见。

· 17 ·

Hib 和 Hib 疫苗

【Hib】

Hib 最爱找小孩下手

Hib 是 b 型流感嗜血杆菌（haemophilus influenzae type b）的英文缩写。流感嗜血杆菌可分为无荚膜（不能分型）和有荚膜两种，有荚膜的流感嗜血杆菌可以根据其荚膜多糖的抗原特性进一步分为 a～f 血清型，而 b 型流感嗜血杆菌是其中致病性最强的一种。

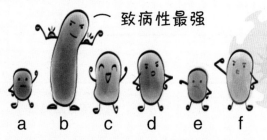

b 型流感嗜血杆菌是流感嗜血杆菌中致病性最强的一种

Hib 可以通过呼吸道播散，引起中耳炎、鼻窦炎、支气管炎和肺炎（无菌血症）等非侵袭性感染；也可以突破黏膜，播散到原本无菌的体液或组织当中，引起脑膜炎、肺炎（有菌血症）、会厌炎、菌血症、脓性关节炎、心包炎、骨髓炎、软组织脓肿、蜂窝织炎、附睾炎、心内膜炎、腹膜炎和气管炎等严重的侵袭性感染。

Hib 是 5 岁以下儿童患严重肺炎、脑膜炎和其他侵袭性疾病的主要病原之一，其中，脑膜炎常会引起严重的神经系统后遗症。据调查显示，5 岁以下患 Hib 脑膜炎的儿童病死率为 9.7%，而存活者也有 21.4% 留下了精神和神经系统并发症和后遗症，包括硬膜下积液、听力或智力障碍、轻度瘫痪和颅内出血。

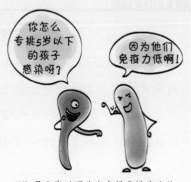

Hib 是 5 岁以下儿童患侵袭性疾病的主要病原之一

Hib 的传染性不高，但儿童普遍易感

Hib 可以"寄居"在人的鼻咽部，携带者一般没有症状，但他们是主要的传染源，他们的呼吸道飞沫可以传播 Hib。新生儿因为吸入羊水或出生时接触产道分泌物而感染 Hib 的情况比较罕见。

Hib 的传染性一般，仅在家庭、幼儿园和养老院等与病人密切或长期接触的情况下才会出现暴发或二代传播，而且使用敏感抗生素就可以在 24～48 小时内消除其传染性。

总体而言，5 岁以下的儿童对 Hib 普遍易感，发病高峰为 4 个月至 2 岁之间，5 岁以上的人群则少见发病，成人患上 Hib 侵袭性疾病的主要是一些免疫功能低下的特殊人群。人体在自然感染 Hib 或接种 Hib 疫苗后可获得免疫力，但 2 岁以下的婴幼儿不能对抗原产生有效的免疫应答，自然感染产生的抗体浓度又达不到能产生长期性保护的水平，所以 2 岁以下感染过 Hib 侵袭性疾病的儿童有再次感染的风险。

Hib 的流行有明显的季节性

回顾我国 20 世纪 50 年代 Hib 疾病的发病情况，可以发现流感嗜血杆菌性脑膜炎的高发季节为秋季或冬季。而在 2006—2012 年，我国南方地区对急性上呼吸道感染患儿的调查显示，2~6 月份流感嗜血杆菌的流行率比较高。

因此，Hib 大多在冬春季流行。

成人也会感染 Hib

成人中患上 Hib 相关疾病的主要是免疫功能低下的特殊人群，例如艾滋病病毒（HIV）感染、功能性或解剖性无脾症、免疫球蛋白缺乏症（包括免疫球蛋白 G2 亚类缺乏症）、早期补体成分缺乏、接受造血干细胞移植和接受化疗或放疗的恶性肿瘤病人。

【Hib 疫苗】

Hib 疫苗适合给儿童用，成人不可以接种

Hib 疫苗的适用对象是 2 个月到 5 岁大的儿童，我国缺乏成人特殊人群的临床试验或上市后的研究证据，所以成人暂时不可以接种。

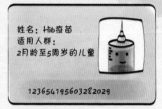

姓名：Hib疫苗
适用人群：
2月龄至5周岁的儿童

12365419560328202q

Hib 疫苗的适用对象是 2 个月到 5 岁大的儿童

打 Hib 疫苗要趁早

对于 2 个月至 5 岁大的儿童来说，接种疫苗最佳的开始时间是 2 个月时，2、3、4 个月或 3、4、5 个月完成 3 剂基础免疫，出生后第二年（多为 18 个月）完成 1 剂加强免疫，加强免疫与基础免疫最后 1 剂之间至少要间隔 8 周；如果在宝宝 6 ~ 12 个月大时接种，

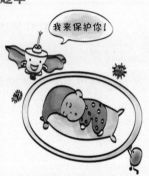

我来保护你！

打 Hib 疫苗要趁早

则应接种 2 剂，每剂间隔至少 4 周；如果在宝宝 1 ~ 5 岁时接种，则仅需接种 1 剂；如果超过 5 周岁就没有必要再接种了。

对于预防 Hib 疾病而言，使用 Hib 单苗或含 Hib 成分的联苗都可以，重要的是及时完成免疫，这样才能为儿童提供更有效的保护。

至于接种部位，鉴于儿童家长采用搂抱式的接种体位既能很好地固定孩子，又能让孩子有安全感，幼儿接种推荐上臂三角肌注射，小月龄的婴儿则首选大腿前外侧。

"逃针"事小，感染事大

我国 Hib 疫苗的接种率远远低于其他国家免疫规划的疫苗。虽然 Hib 疫苗要接种很多次，但为了降低 Hib 疾病的感染率，婴幼儿应该完成全程的疫苗接种。

不能接种 Hib 疫苗的人

以下人群不能接种 Hib 疫苗：

（1）已知对 Hib 疫苗的任何成分过敏的人。

（2）有疫苗说明书中规定的其他禁忌的人。

发热病人或在疾病的急性发作期的病人，也应暂缓接种疫苗。

接种 Hib 疫苗的不良反应很罕见

Hib 疫苗已经在全球广泛接种了 20 多年，是现用的最安全的疫苗之一，罕见严重不良反应。疫苗注射后一般反应比较轻微，接种部位可能会出现轻微红肿、硬结和压痛，还可能有局部的瘙痒感，一般不需要特殊处理就会自行消失。另外，有时候还可能出现发热、易怒、啼哭、腹泻、食欲下降、嗜睡和呕吐等全身反应，偶尔有非典型的皮疹，一般可以自行缓解。

得过 Hib 疾病的幼儿，可能还要接种疫苗

2 岁以下的婴幼儿是不能对多糖抗原产生有效的免疫应答的，而自然感染 Hib 产生的抗体浓度又不能达到长期性保护的水平，因此 2 岁以下感染过 Hib 疾病的儿童还是有再次感染的风险，应在 Hib 疾病痊愈 1 个月后尽早接种疫苗。2 岁以上自然感染过 Hib 疾病的儿童，就不需要再次接种 Hib 疫苗了。

· 18 ·

EV71 和 EV71 疫苗

【EV71】

手足口病的"元凶"和"帮凶"

手足口病是由肠道病毒引起的一种常见的儿童传染病，与多种肠道病毒有关，其中肠道病毒 71 型（EV71）是导致手足口病的重要病原之一，该病起病急，一般症状较轻，以发热及手、足、口等部位斑丘疹或疱疹为主要特征。

得了手足口病的儿童，发病初期通常会出现发热、食欲减退、疲倦或咽喉痛等症状；发热 1~2 天后出现疼痛的水疱，这些水疱初期为细小的红点，随后会形成溃疡，溃疡通常位于舌头、牙龈及两腮内侧。另外，患病儿童的手掌、脚掌甚至臀部和生殖器也会出现不痒的皮疹，部分会带有水疱。也有的儿童没有症状，或者只有皮疹或口腔溃疡。

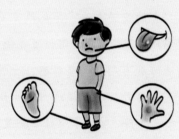

肠道病毒 71 型（EV71）是导致
手足口病的重要病原之一

一般儿童在患病后 1 周内就可以痊愈，而且预后良好。只有少数儿童会出现严重的并发症，如脑干脑炎、肺水肿等，危重的儿童救治不及时可能会死亡。

除了 EV71 外，还有 30 余种肠道病毒血清型可引起手足口病，以 EV71、柯萨奇病毒 A16 型和柯萨奇病毒 A6 型为主，其中重症和死亡病例大多由 EV71 型引起。

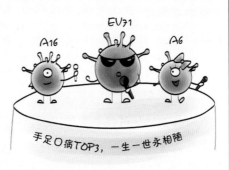

多种肠道病毒血清型均可引起手足口病

儿童是手足口病的主要目标

手足口病的传播途径很多，主要通过病人的粪便、疱疹液和呼吸道分泌物 (如打喷嚏喷的飞沫等) 及被污染的手、毛巾、手绢、牙杯、玩具、餐具、奶瓶和床上用品等进行传播。

手足口病的发病人群以 5 岁及以下的儿童为主，从儿童 6 个月起发病逐渐增加，1~2 岁的儿童发病风险最高。

另外，手足口病的流行有明显的季节性。春夏季是我国手足口病的主要流行季节，部分地区在秋季还会出现疫情反复。南方省份流行高峰要略早于北方。

除手足口病外，EV71 还会引发其他疾病

部分感染 EV71 的病人会出现疱疹性咽峡炎[①]，其特点是发热和口腔后部溃疡，包括前咽褶皱、小舌、扁桃体和软腭等部位。

EV71 感染还能引起上呼吸道感染、肠胃炎和非特异性病毒疹，特别是在幼儿中引起支气管哮喘恶化、支气管炎发作和肺炎。

与其他肠道病毒类似，EV71 也可以引起无菌性脑膜炎、急性弛缓性麻痹、脑炎及其他罕见症状。

【EV71 疫苗】

EV71 疫苗是只有我国才有的疫苗

EV71 疫苗是我国自主研发的创新疫苗，国外尚未有同类疫苗上市。国内的 EV71 灭活疫苗包括 EV71 灭活疫苗（Vero 细胞）和 EV71 灭活疫苗（人二倍体细胞）两种。由于目前还没有使用不同企业疫苗完成 2 剂次接种程序的记录，所以最好使用同一企业的疫苗完成接种程序。

EV71 疫苗接种越早越好

EV71 疫苗共需接种 2 剂次，间隔时间为 1 个月。接种部位为上臂处，采用肌内注射的方式接种，剂量为每次 0.5ml。

---

① 指由肠道病毒引起的以急性发热和咽峡部疱疹溃疡为特征的急性传染性疾病。

EV71 疫苗的接种对象为 6 个月及以上年龄的易感儿童，为了更早发挥疫苗的保护作用，越早接种越好。对于 5 岁以上的大年龄儿童、青少年和成人，由于大多数已经被自然感染，一般不再推荐接种。不同厂家疫苗接种年龄范围参照相应产品的疫苗说明书。

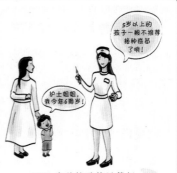

EV71 疫苗接种越早越好

不能接种 EV71 疫苗的人

对 EV71 疫苗任何一种成分过敏的人，发热、急性疾病期病人及慢性疾病急性发作期的病人不能接种疫苗。

如有下列情况，应慎重考虑是否接种疫苗：

（1）患有血小板减少症或者出血性疾病，肌内注射本疫苗可能会引起注射部位出血。

（2）正在接受免疫抑制治疗或患有免疫功能缺陷，接种本疫苗产生的免疫应答可能会减弱，这种情况下的疫苗接种应推迟到治疗结束后或确保其得到了很好的保护之后；但对慢性免疫功能缺陷的病人来说，即使基础疾病可能会使免疫应答受限，也应接种疫苗。

（3）患有未控制的癫痫和其他进行性神经系统疾病（如格林巴利综合征等）。

其他禁忌和慎用情况可参考相应企业的疫苗说明书。

接种 EV71 疫苗后的一般不良反应可以自我痊愈

根据疫苗临床研究数据显示，EV71 疫苗是安全的，个别儿童接种疫苗后可能会出现一过性发热、局部红肿胀、硬结和疼痛等，症状都是轻微的，一般不超过 3 天就会自行缓解。

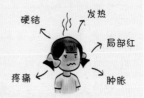

接种 EV71 疫苗后的
一般不良反应

EV71 疫苗不能预防所有类型的手足口病

因为有很多种肠道病毒都可以引起手足口病，而且不同型别之间无交叉免疫，因此目前上市的 EV71 疫苗只对 EV71 病毒所致的手足口病起到预防作用，不能预防其他肠道病毒（包括柯萨奇病毒 16 型）引起的手足口病。

但因为 EV71 病毒是导致手足口病重症和死亡病例的主要病原，该疫苗虽然不能预防所有的手足口病，但会降低手足口病重症和死亡的发生率。

得过手足口病，可能还是要接种 EV71 疫苗

你虽然也得过手足口病，但不是由EV71病毒引起的！所以你还是需要接种EV71疫苗哦！

得过手足口病，可能还是
要接种 EV71 疫苗

手足口病能够由多种人类肠道病毒引起，如 EV71、柯萨奇病毒 A16 型等，其中重症和死亡病例多由 EV71 感染引起。如果既往的手足口病是由 EV71 病毒引起的，则无需再接种 EV71 疫苗。如果所患手足口病是由其他肠道病毒引起的，则需要接种 EV71 疫苗。

·19·
带状疱疹和带状疱疹疫苗

【带状疱疹】

"外号"很多的带状疱疹

带状疱疹有很多"外号",比如"蛇串疮"、"缠腰火丹"、"火带疮"、"腰缠龙"等,它是由长期潜伏在人体神经节内的水痘－带状疱疹病毒经再激活引起的感染性皮肤病。带状疱疹是皮肤科的常见病,除皮肤损害外,常伴有神经病理性疼痛,常出现在年龄较大、免疫抑制或免疫缺陷的人群中,严重影响着人们的生活质量。

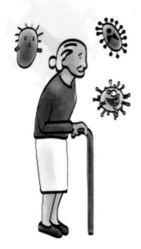

带状疱疹常出现在年龄较大、免疫抑制或免疫缺陷的人群中

带状疱疹的典型症状有轻度乏力、低热、食欲减退等,患处的皮肤会有灼热感,接触时有明显的痛觉,也可能没有任何前驱症状就发疹。带状疱疹的高发部位为肋间神经(占53%)、颈神经(占20%)、三叉神经(占15%)及腰骶部神经(占11%),所产生的皮肤损伤沿某一神经区域呈带状排列,多发生在身体的一侧,一般不超过身体的正中线。疾病的持续时间一般为2~3周,老年人为3~4周。

带状疱疹病人不传播疾病，他们是病毒的"搬运工"

带状疱疹不会由一个人传染给另外一个人，也就是说带状疱疹病人不能直接引起另一个人的带状疱疹。但是，活动期的带状疱疹病人可以将病毒传染给他人，尤其是与他们有过密切接触的婴儿、孕妇、免疫力低下人群和从来没有出过水痘或接种过水痘疫苗的人群，这些人群都有被传染的可能，感染病毒后可能会患水痘。带状疱疹病毒传播的主要途径是直接接触带状疱疹病人的疱疹液，通过吸入病人皮肤疱疹液的飞沫感染病毒则十分罕见。

带状疱疹发病的危险因素有：高龄、细胞免疫缺陷、遗传易感性、机械性创伤、系统性疾病（如糖尿病、肾脏病、发热及高血压等）、近期精神压力大和劳累等。女性发生带状疱疹的风险高于男性。

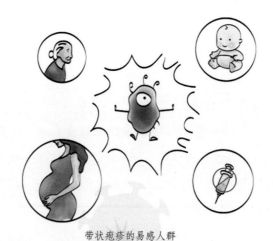

带状疱疹的易感人群

带状疱疹对小孩的兴趣不大

儿童也可出现带状疱疹，但相对来说比较罕见。儿童带状疱疹多发于存在免疫功能异常的儿童、幼儿期（尤其是1岁以内）发生过水痘或曾在母体内有过宫内感染的儿童。

带状疱疹发病没有季节性

带状疱疹没有季节性，任何季节都可能发病。带状疱疹的发病率和严重程度随着年龄增长而增长，50岁以后尤为明显，这与年龄增长后细胞的免疫功能衰减有关。

带状疱疹需要药物治疗

带状疱疹的治疗目标是缓解急性期疼痛、缩短皮肤损伤的持续时间、防止损伤扩散、预防或减轻带状疱疹后神经痛等并发症。免疫功能抑制者和其他类型的病人可以采用抗病毒治疗，在出疹后72小时内尽快口服抗病毒药物。对免疫功能抑制者和患有严重并发症的病人来说，静脉注射抗病毒药物是有效的治疗方式。带状疱疹相关疼痛的管理是很复杂的，往往需要强镇痛药，比如皮质类固醇和阿片类药物。

带状疱疹，疼起来真要命

带状疱疹后神经痛是带状疱疹愈合后持续 1 个月及以上的疼痛，是带状疱疹最常见的并发症。其具体表现为持续性疼痛，也可缓解一段时间后再次出现；疼痛的性质多样，可为烧灼样、电击样、刀割样、针刺样或撕裂样；可以一种疼痛为主，也可以多样疼痛并存。

有研究显示，急性带状疱疹的疼痛大于腹部子宫切除术和急性头痛产生的疼痛，但小于分娩疼痛。

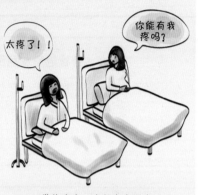

带状疱疹，疼起来真要命

带状疱疹和水痘是"近亲"

水痘和带状疱疹看似是两种毫不相关的疾病，其实都是由水痘 – 带状疱疹病毒引起的。有些人在儿童期感染此病毒后就会出现水痘，少数人也可呈现隐匿性感染状态而并不表现出症状。如果是后者，病毒就会在体内长期潜伏而不发病，等成年后机体免疫力下降时，病毒就可能被激活并复制，继而引起病变，导致带状疱疹的发生。如果一个人曾经患过水痘，那么他将会有患带状疱疹的风险。

【带状疱疹疫苗】

接种带状疱疹疫苗的免疫程序

疫苗有两种，分别是带状疱疹减毒活疫苗和重组带状疱疹佐剂疫苗。

带状疱疹减毒活疫苗需要在皮下注射 1 剂，接种对象为 50 岁及以上免疫功能正常的人群。

重组带状疱疹佐剂疫苗采用肌内注射的方式，一共接种 2 剂次，接种间隔 2～6 个月；接种对象为 50 岁及以上免疫功能正常的人群，也可用于先前接种过带状疱疹减毒活疫苗的免疫功能正常的成人。

接种带状疱疹疫苗没有最大年龄限制

根据国外批准的带状疱疹疫苗的适应证，疫苗适用于 50 岁及以上人群。考虑到带状疱疹在人群中的发病情况以及现有的临床试验数据，目前获批的可接种疫苗有最小年龄限制，尚无最大年龄限制。

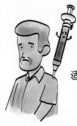

适用于≥50岁人群

带状疱疹疫苗适用于 50 岁
及以上人群

不能接种带状疱疹疫苗的人

带状疱疹减毒活疫苗不能用于对疫苗的任何成分有严重过敏反应史的人、怀孕或计划 4 周内怀孕的妇女及免疫抑制的人。

重组带状疱疹佐剂疫苗不能用于对该疫苗的任何成分有严重过敏反应史的人。

具体的禁忌证需要参考产品说明书或咨询接种医生。

带状疱疹疫苗接种后有轻微不良反应

疫苗临床试验和上市后的数据显示，接种带状疱疹疫苗是安全的。带状疱疹减毒活疫苗的不良反应包括注射部位的带状疱疹样皮疹、红斑、疼痛和隆起。

重组带状疱疹佐剂疫苗最常见的不良反应为疼痛、肌痛和疲倦。

具体的不良反应需要参考疫苗说明书。

以前出过水痘，最好要接种带状疱疹疫苗

出过水痘说明之前感染过水痘－带状疱疹病毒，此类人群成年后有患带状疱疹的风险，接种带状疱疹疫苗可以预防成年后疾病的发生。

水痘疫苗和带状疱疹疫苗是两种不同的疫苗，预防的疾病也不同。接种水痘疫苗不会预防带状疱疹疾病的发生，因此接种过水痘疫苗的人仍然可以在适龄时接种带状疱疹疫苗。

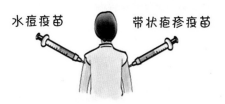

接种过水痘疫苗，仍可以在适龄时接种
带状疱疹疫苗

以前得过带状疱疹，仍然要接种疫苗

根据美国免疫实施咨询委员会的建议，带状疱疹疫苗的对象是 50 岁及以上的人群，无论以前是否患带状疱疹都可以接种疫苗，接种带状疱疹疫苗可以预防疾病再次发生。

如果带状疱疹正在发作，则应延迟疫苗接种直至疾病的急性期结束且症状消失。

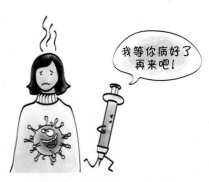

带状疱疹正在发作，应延迟疫苗接种

· 20 ·

联合疫苗

疫苗们，联合起来打败疾病

联合疫苗是用以预防两种或多种疾病，以及由同一病毒的不同菌株或血清型引起的一种疾病的疫苗。联合疫苗含有两种或多种活的、灭活的生物体或者提纯的抗原，可由制造商组合，也可以在给药前混合。

联合疫苗

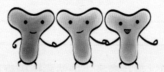

联合疫苗含有两种或多种抗原

目前国内常用的联合疫苗包括：吸附无细胞百白破、麻腮风联合疫苗、灭活脊髓灰质炎和 b 型流感嗜血杆菌（结合）联合疫苗（俗称五联疫苗）、无细胞百白破和 b 型流感嗜血杆菌联合疫苗（俗称四联疫苗）、AC 脑膜炎球菌（结合）和 b 型流感嗜血杆菌（结合）联合疫苗（俗称三联疫苗）及 9 价、4 价、2 价人乳头瘤病毒疫苗等。

联合疫苗，优点多多

从孩子的角度看，联合疫苗能减少接种针次、减少疼痛、减少不良反应发生的概率、减少接种门诊交叉感染的机会。

从家长的角度看，联合疫苗能节省家长的时间、精力，减少父母在孩子接种前后的担心和顾虑。

从接种门诊的角度看，联合疫苗能提高疫苗接种率和及时率，降低疫苗贮存、管理难度，减少预约和接种工作量。

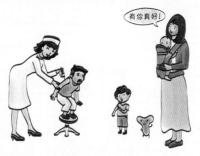

联合疫苗，优点多多

联合疫苗接种不会有安全问题

不必担心在接种联合疫苗后宝宝的身体会超负荷，数据表明，人的免疫系统可以同时对 $10^9 \sim 10^{11}$ 种不同的抗原做出反应。事实上，在现实生活中，人的免疫系统在1天内接触到的抗原要比一生接种疫苗所接触的抗原还要多。联合疫苗含有与单组分疫苗相同的成分，不会对身体造成任何损害。

另外，联合疫苗的不良反应与单组分疫苗相比不会明显增加。接种疫苗后的全身反应取决于该疫苗中反应最强的成分，而非所有不良反应的叠加。联合疫苗局部反应的发生率略高于单个疫苗，但远低于单个疫苗分别接种时所产生的不良反应的总和。

接种了单一疫苗，也可以接种联合疫苗

如果接种过单一疫苗后想要接种联合疫苗，可以根据国家免疫规划中的疫苗免疫程序或疫苗使用技术指南及疫苗说明书进行相应的替代，根据相应剂次进行接种即可，不会因此超量接种。

联合疫苗断供了，可以用单一疫苗替代

如果联合疫苗出现了断供，可以使用相同组份的单一疫苗进行补种。

按照国家指导原则，当遇到无法使用同一厂家疫苗完成全程接种时，可使用不同厂家的同品种疫苗完成后续接种（含补种）。疫苗说明书中有特别说明的情况除外。

例如，宝宝 2 个月时接种完 1 剂五联疫苗后，可在 3、4、18 个月时分别补种 1 剂百白破疫苗、Hib 疫苗和脊灰灭活疫苗；若宝宝在 2、3 个月时接种了 2 剂次五联疫苗，可在 4、18 个月时分别补种 1 剂百白破疫苗、Hib 疫苗和脊灰灭活疫苗（若实在无法使用脊灰灭活疫苗完成补种，可在 3、4 个月和 4 岁时用口服脊灰减毒疫苗代替）。

接种联合疫苗的同时也可以接种其他疫苗

接种联合疫苗的同时，如需接种其他疫苗，则要参照各疫苗使用技术指南和疫苗说明书进行操作。如果同时接种的是两种注射类减毒活疫苗，建议间隔至少 28 天进行接种；如果是灭活疫苗和其他疫苗接种，建议间隔至少 14 天。

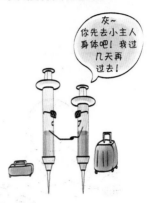

灰~
你先去小主人身体吧！我过几天再过去！

参照各疫苗使用技术指南和疫苗说明书进行操作

【四联疫苗】

接种四联疫苗，你要知道这些事

国内的四联疫苗是指无细胞百白破 -b 型流感嗜血杆菌联合疫苗，可以替代百白破疫苗和 Hib 疫苗。

四联疫苗要在宝宝 3、4、5 个月时进行基础免疫，18～24 个月时加强免疫，共接种 4 剂次。

【五联疫苗】

五联疫苗那些事

五联疫苗是指吸附无细胞百白破、灭活脊髓灰质炎和 b 型流感嗜血杆菌（结合）联合疫苗，可以替代百白破疫苗、Hib 疫苗和脊髓灰质炎疫苗（IPV 或 OPV）。

五联疫苗可以在宝宝2、3、4个月或3、4、5个月大时进行基础免疫，18个月时加强免疫，共接种4剂次。

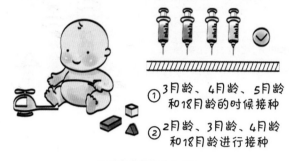

① 3月龄、4月龄、5月龄和18月龄的时候接种

② 2月龄、3月龄、4月龄和18月龄进行接种

五联疫苗共接种 4 剂次

"洋疫苗"也能保护中国宝宝

包括五联疫苗在内的所有进口疫苗，在我国上市前都需要经过严格的Ⅰ、Ⅱ、Ⅲ期临床试验验证，其安全性和有效性得到科学、广泛的证实后，我国监管部门才准许其上市。此外，五联疫苗在我国已有超7年的应用经验，积累了大量的使用数据，未发现其在安全性或有效性上存在问题。

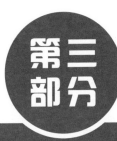

第三部分

疫苗真相揭秘
——粉碎疫苗谣言

一、粉碎疫苗谣言

·谣言·

改善个人卫生和环境卫生就能远离疾病，没有必要进行接种

事实

如果停止预防接种，疫苗针对的传染病会卷土重来。

虽然改善个人和环境卫生能帮助人们远离传染病，但无论环境多么清洁，许多传染病依然能够传播。如果不实施预防接种，一些已经不常见的疾病，如脊灰和麻疹，很快就会重新出现。

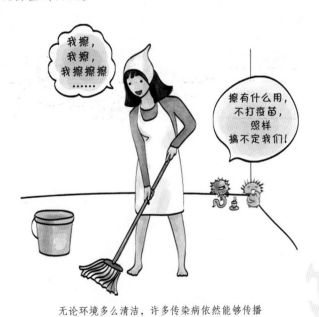

无论环境多么清洁，许多传染病依然能够传播

·谣言·

疫苗可预防的疾病几乎都被消灭了，所以不必再接种

事实

疫苗可以预防的疾病在许多国家确实不再常见，但引发这些疾病的病原体依然还在世界的某些地方传播。在交通极为便利的当今世界，这些病原体可以跨越地理疆界，感染缺乏保护的人群。比如，自 2015 年以来，麻疹疫情仍会发生在英国等一些欧洲国家的未接种人群中。因此，我们仍然有必要继续接种疫苗。

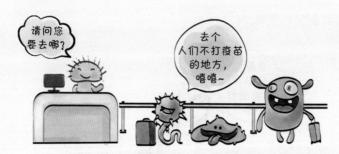

引发疾病的病原体依然还在世界的某些地方传播

· 谣言 ·

大家都打了疫苗，所以我不打也行

事实

　　选择疫苗接种的两个主要原因是保护我们自己和保护身边的人。只有形成了牢固的免疫屏障，才能预防和控制疾病的传播。

　　成功的疫苗接种计划犹如成功的社会，依靠每个个体的通力合作，才能实现全民的福祉。我们不应仅依赖身边的人来阻止疾病传播，我们自己也应尽到个人的一份力。

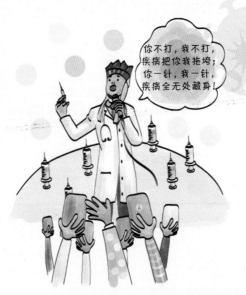

形成了牢固的免疫屏障，才能预防和控制疾病的传播

·谣言·

疫苗尚有若干不为人知的长期不良反应

事实

疫苗非常安全。

疫苗的大多数反应通常都是轻微和暂时的（比如胳膊酸痛或轻度发热），出现严重异常反应的情况极为罕见，并且出现严重异常反应的情况会得到系统的调查。

而疫苗所预防的疾病产生严重危害的概率非常大（比如脊灰能导致瘫痪），有些疾病甚至会导致死亡。疫苗所带来的益处要远远大于它的风险，没有疫苗，会出现更多的伤害和死亡。

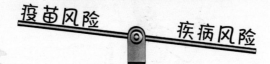

疫苗所带来的益处要远远大于它的风险

· 谣言 ·
接种麻腮风疫苗会导致自闭症

事实

人们对麻腮风疫苗与自闭症之间存在联系的认知，来源于1988年的一项研究，这项研究后来被证实具有严重错误，发表这篇研究论文的杂志也对论文进行了撤回。但不幸的是，论文的发表已经引发了恐慌，疫苗的接种率随之下降，结果就出现了相关疫情。其实，目前并没有直接证据能证明麻腮风疫苗与自闭症之间存在关联。

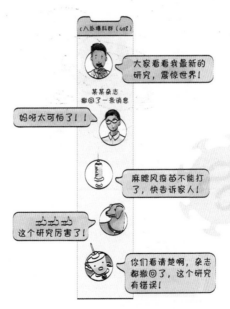

没有直接证据能证明麻腮风疫苗与自闭症之间存在关联

·谣言·

某些疫苗含有水银，非常危险

事实

一些疫苗成分中确实含有硫柳汞，但它与水银（汞）并不是同一种成分，硫柳汞是一种含汞的有机化合物，通常被作为防腐剂添加到某些疫苗中。目前没有证据表明疫苗中的硫柳汞用量会对人体健康构成威胁。

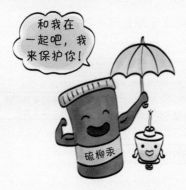

硫柳汞通常被作为防腐剂添加到某些疫苗中

·谣言·

通过疾病获得免疫比通过疫苗获得好

事实

  疫苗与免疫系统相互作用产生的免疫反应与通过自然感染产生的免疫反应类似，但疫苗一般不会导致疾病，也不会使受种者受到潜在并发症的威胁。相比之下，通过天然感染获得免疫可能会付出高昂的代价。例如，b型流感嗜血杆菌（Hib）感染会导致精神发育迟缓，风疹会导致出生缺陷，乙肝病毒会导致肝炎甚至肝癌，麻疹则能导致死亡。

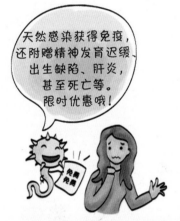

通过天然感染获得免疫可能会付出高昂的代价

·谣言·

流感只是麻烦而已，而且疫苗也不见得很有效

事实

流感并不仅仅是麻烦而已，它是一种很严重的疾病，每年可导致全球 30 万～50 万人死亡，特别是孕妇、幼童、健康状况不佳的老人以及患有哮喘或心脏病等慢性病的人群，他们被感染和导致死亡的风险更高。

由于目前还没有针对 6 个月以下婴儿的疫苗，想要保护新生儿，可以对孕妇进行接种。疫苗能使人们对流行性最高且在任何季节都可以流行的 3 种或 4 种流感病毒产生免疫，是帮助人们降低严重感冒的患病率及传染率的最好方式。而避免流感意味着能节省额外的医疗费用，也能避免因请病假产生的收入损失。

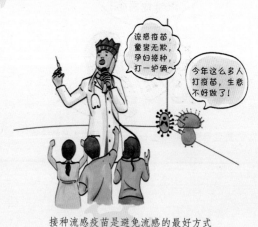

接种流感疫苗是避免流感的最好方式

·谣言·
儿童一次接种一种以上的疫苗会产生不良反应

事实

科学证据表明，同时接种几种疫苗不会给儿童的免疫系统带来不良反应。

儿童每天会接触数百种异物，这些异物都能诱发免疫反应，就是吃东西这个简单的动作，也能将新的抗原带入体内。而且人的口腔和鼻腔内生存着无数细菌，一名儿童因患感冒或咽喉痛而接触到的抗原数量远远超过疫苗接种接触到的抗原数量。一次接种几种疫苗的一大好处是可以少去医院，从而节省时间和金钱。此外，如果有可能进行诸如麻腮风联合疫苗接种，就能减少注射次数。

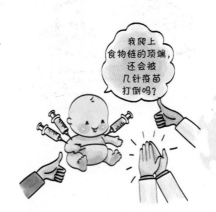

同时接种几种疫苗不会给儿童的免疫系统带来不良反应

二、有趣的疫苗冷知识

世界上第一支疫苗的诞生

疫苗的发现是人类发展史上一次具有里程碑意义的事件。

1796 年，英国医生詹纳（Edward Jenner，1749—1823）将正在出牛痘的女孩皮肤水泡中的液体接种到一个 8 岁健康男孩身上，堪称医学史上最为冒险的一次实验，世界上第一支疫苗由此诞生。

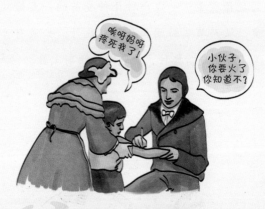

世界上第一支疫苗的诞生

为什么没有感冒疫苗

　　这里首先要区分两个不同的疾病概念，即"普通感冒"和"流行性感冒"。

　　一般我们所说的感冒是普通感冒，学名为"上呼吸道感染"，主要是由呼吸道合胞病毒、鼻病毒、腺病毒、冠状病毒和副流感病毒引起的，症状比较轻，没有传染性，病死率较低。

　　而流行性感冒是由流感病毒引起的急性呼吸道传染病，感染后全身症状重，传染性高，病死率也较高，其死亡多是由流感引起的原发病（如肺炎、心脑血管病）急性加剧所导致的。流行性感冒已被证实可以引起世界范围内的大流行——自 16 世纪以来，已有多次类似流感大流行的记载。

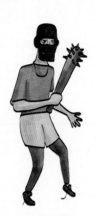 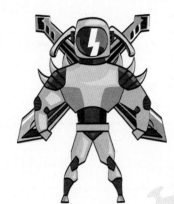

普通感冒　　　　　　流行性感冒

普通感冒和流行性感冒是不同的

引起感冒的病原体是复杂多样的，人体呼吸道黏膜破损后，任何微生物都可能导致感冒，而不是哪一种特定的细菌或病毒引发的感染。普通感冒靠人体自身免疫就可以痊愈，一般从发病到康复的周期也就是 7～10 天，正常人的免疫力完全可以抵抗。所以研究和生产感冒疫苗的性价比并不高，而多重病原体的难题短时间内也无法攻克。

但流感病毒不一样，它有自己特定的组合类别，我们可以针对每一种流感病毒来生产疫苗。流感疫苗最早在 1937 年研制成功，目前我国批准上市的流感疫苗为灭活流感疫苗（inactivated influenza vaccine，IIV），主要为 IIV3 和 IIV4[①]，其中包括裂解疫苗[②]和亚单位疫苗[③]。

根据中国疾病预防控制中心发布的《中国流感疫苗预防接种技术指南（2019—2020）》，6 个月到 5 岁大的儿童、60 岁及以上的老人、慢性病人、医务人员、6 个月以下婴儿的家人和看护人员、孕妇或在流感季节备孕的女性是优先接种对象，最好在当年的 10 月底前完成接种。

---

① 流感疫苗的种类。
② 裂解疫苗中含有数量极少的物质，可以刺激免疫系统产生抗体。
③ 通过化学分解的办法，提取出细菌和病毒中能够刺激免疫系统产生抗体的成分制成的疫苗。

并不是一注射疫苗，体内就能产生抗体

疫苗并不是一注射就能让身体马上产生抗体，从注射到产生抗体需要一定的周期。疫苗是通过与人体免疫系统的互动而起作用的，有一个免疫应答的过程。

具体地说，这个过程分为 3 个阶段：第一个阶段是识别期，即淋巴细胞识别外来的抗原；第二个阶段是活化期，即淋巴细胞被抗原"激活"；第三个阶段是效应期，即淋巴细胞产生抗体来清除抗原。

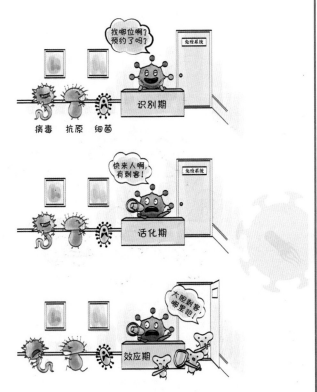

免疫应答的过程

只有极少数疫苗在极少数人身上能够终生免疫

疫苗接种产生的抗体是后天人体免疫系统受到刺激的结果，随着时间延长，抗体的浓度会逐渐降低。抗体在人体内存活时间的长短与人体自身的免疫系统有很大关系，同时也和疫苗中抗原的性质、疫苗的接种计划以及受种者的年龄等有关。

在实际的疫苗接种当中，为了延长抗体的存活时间，一般会进行多剂次接种，比如乙肝疫苗、百白破联合疫苗和脊灰疫苗等，至少需要完成 3 剂次接种才能使儿童身体产生足够的免疫力。而随着孩子长大，疫苗为他们带来的免疫力也会逐渐下降，所以有些疫苗还要进行再次接种以加强效果。

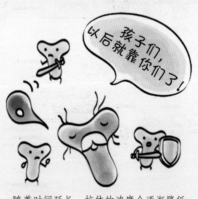

随着时间延长，抗体的浓度会逐渐降低

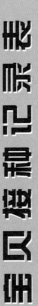

宝贝接种记录表

宝贝姓名：_____

宝贝生日：_____

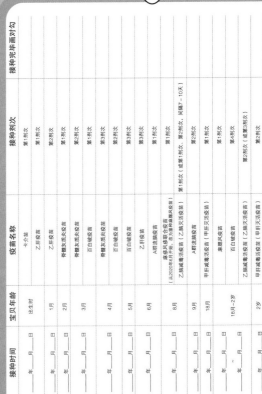

	接种时间	宝贝年龄	疫苗名称	接种剂次	接种完毕画对勾
1	___年___月___日	出生时	卡介苗	第1剂次	
2	___年___月___日	出生时	乙肝疫苗	第1剂次	
3	___年___月___日	1月	乙肝疫苗	第2剂次	
4	___年___月___日	2月	脊髓灰质炎疫苗	第1剂次	
5	___年___月___日	3月	脊髓灰质炎疫苗	第2剂次	
6	___年___月___日	3月	百白破疫苗	第1剂次	
7	___年___月___日	4月	脊髓灰质炎疫苗	第3剂次	
8	___年___月___日	4月	百白破疫苗	第2剂次	
9	___年___月___日	5月	百白破疫苗	第3剂次	
10	___年___月___日	6月	乙肝疫苗	第3剂次	
11	___年___月___日	6月	A群流脑疫苗	第1剂次	
12	___年___月___日	8月	麻腮风联合疫苗（从2020年6月1日起，改为接种麻腮风疫苗）	第1剂次（或第1剂次、第2剂次，间隔7~10天）	
13	___年___月___日	8月	乙脑减毒活疫苗（乙脑灭活疫苗）	第1剂次	
14	___年___月___日	9月	A群流脑疫苗	第2剂次	
15	___年___月___日	18月	甲肝减毒活疫苗（甲肝灭活疫苗）	第1剂次	
16	___年___月___日	18月	麻腮风疫苗	第1剂次	
17	___年___月___日	18月-2岁	百白破疫苗	第4剂次	
18	___年___月___日	2岁	乙脑减毒活疫苗（乙脑灭活疫苗）	第2剂次（或第3剂次）	
19	___年___月___日	2岁	甲肝减毒活疫苗（甲肝灭活疫苗）	第2剂次	
20	___年___月___日	3岁	流脑A+C疫苗	第1剂次	
21	___年___月___日	4岁	脊髓灰质炎疫苗	第4剂次	
22	___年___月___日	4岁	乙脑灭活疫苗	第2剂次	
23	___年___月___日	6岁	流脑A+C疫苗	第2剂次	
24	___年___月___日	6岁	白破疫苗	第1剂次	

* 来自国家卫生计生委《国家免疫规划疫苗儿童免疫程序表（2016年版）》，具体请咨询当地疾病预防控制中心。

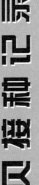